肩こりすっきり
スロー空手ストレッチ

まずはこのストレッチを1日1分。
「肩こりすっきり」を
ぜひ実感してみてください!

1
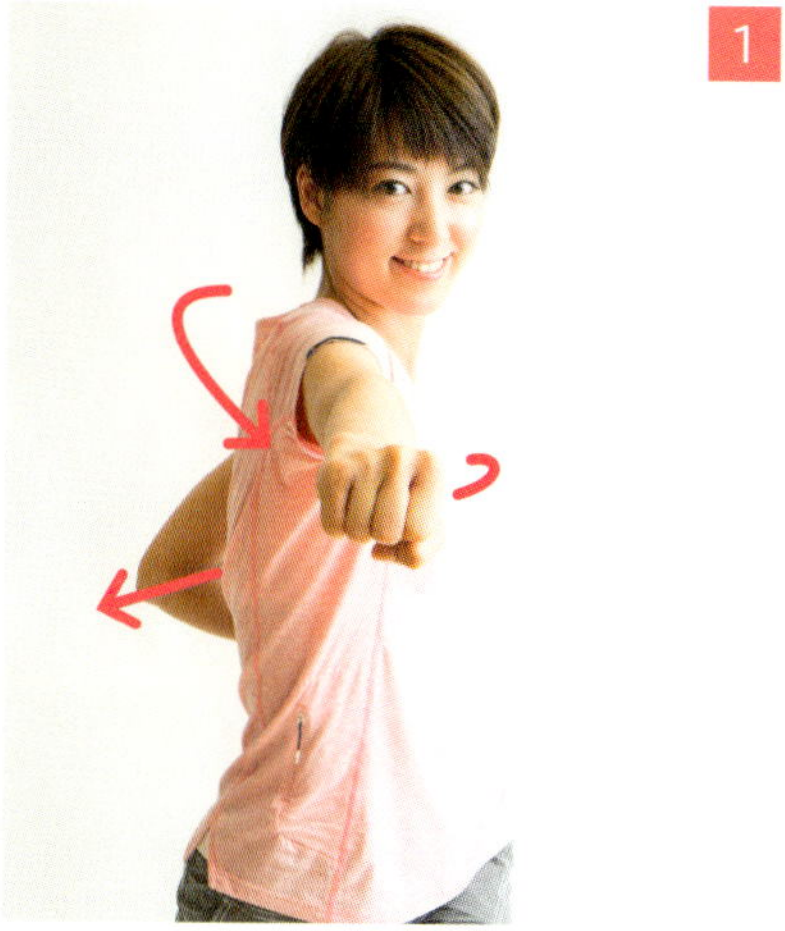
① 右腕をのばして左腕を引く!

↓

2
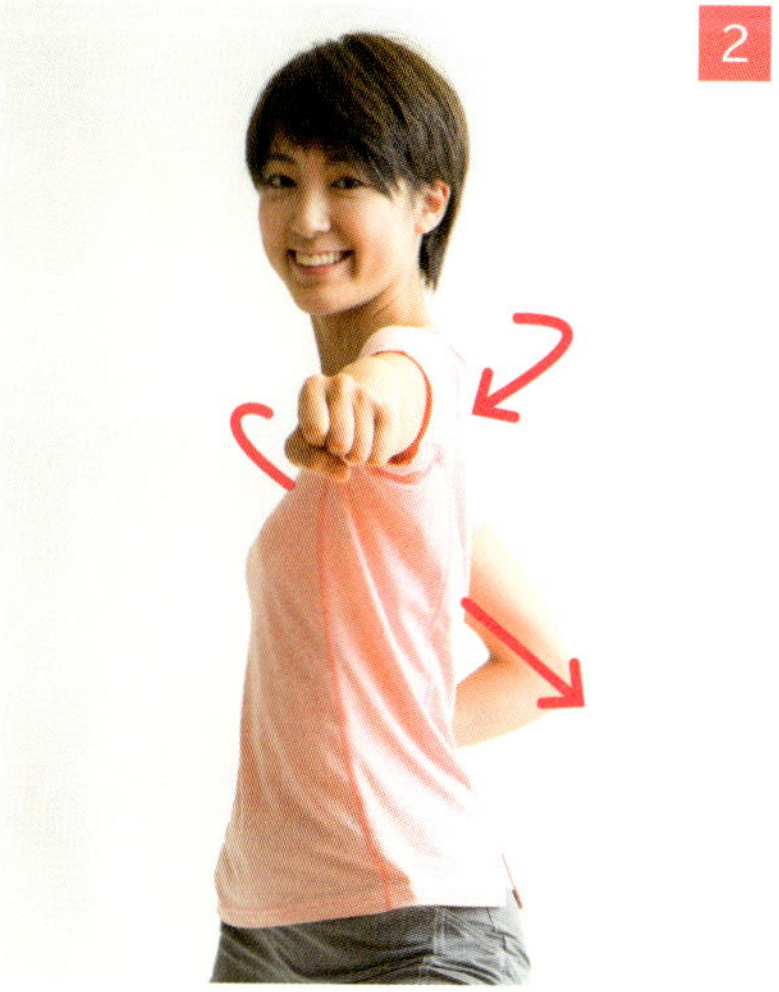
② 逆に左腕をのばして右腕を引く!

※詳しくは本文52～53ページへ

まえがき

パソコンのしすぎによる肩のこわばり。

長時間にわたるスマホ使用による姿勢の悪化。

クーラーのかけすぎや運動不足による体の冷え……。

現代生活は肩こりになる要素が満載です。

かといって、いったん手に入れた便利な生活を今さら簡単に手放すことはできません。

では、いったいどうすればいいでしょうか。

ツライ肩こりを解消するために、おそらくマッサージに通われている方も多くいらっしゃるはずです。

しかし、もうその必要はありません。

私が考案した「スロー空手ストレッチ」をやるだけで肩こりは解消します。

「すごい！　肩が上がるようになりました」

「ガチガチだった肩が柔らかくなって夢みたいです」

「おかげさまで、すっきり目覚めることができるようになりました」

空手教室の生徒を含めると一〇〇〇人以上の人たちが実践し、しつこい肩こりから解放されています。

ふだん、あまり使わないためにすっかり凝り固まっている肩や肩甲骨のまわりを「のばす」、「ひねる」、「ほぐす」で改善させます。

「スロー空手ストレッチ」の基本は次の三つです。

1・のばす効果！「突き」ストレッチ
2・ひねる効果！「ひじ打ち」ストレッチ
3・ほぐす効果！「手刀」ストレッチ
どれもいったん覚えたら難しいものではありません。簡単、気軽にできます。

さあ、さっそく今日から楽しくはじめましょう！

高橋優子

Point 1

〝引き手〟で腕をバランスよくのばす！

「引き手」とは、前にのばした腕を回転させながら、腰骨まで引いてくる動作のことをいいます。

右腕を大きく前にのばし、逆に左腕を腰骨まで引いてみてください。運動不足で縮んでいた腕が、バランスよくグッとのびるのを実感できるはずです。

この引き手の動作は「スロー空手ストレッチ」のすべての基本になるので、よく覚えておいてください。

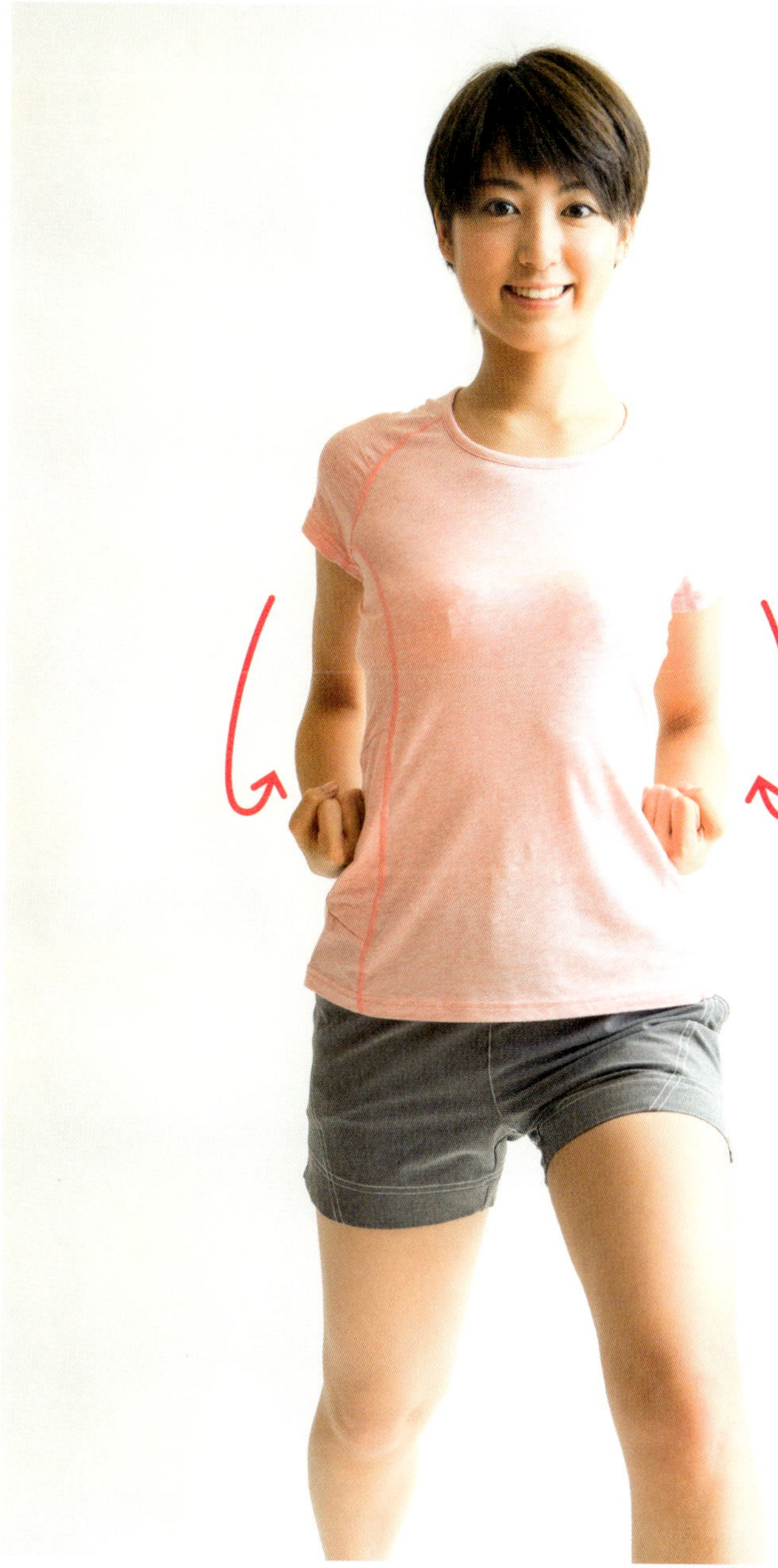

こぶしを回転させながら腕を腰までしっかり引きましょう

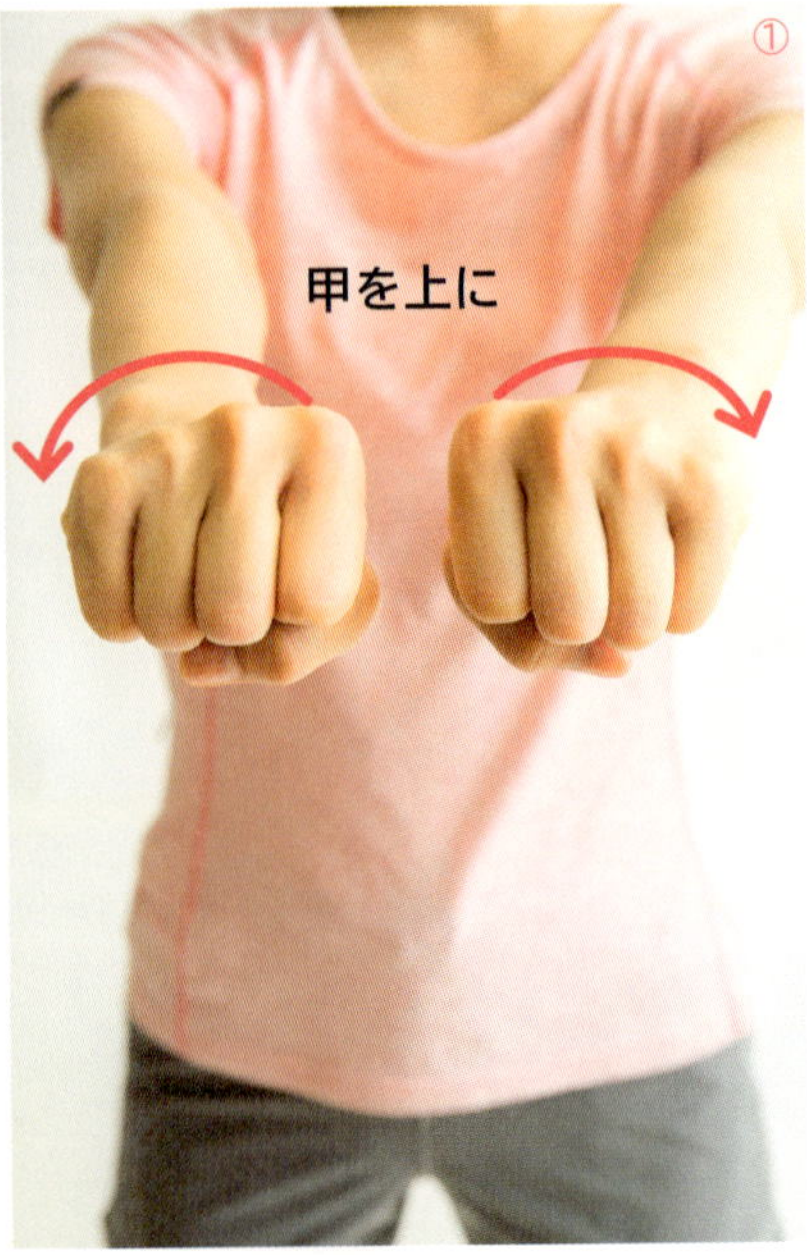

① 親指をにぎりこまず、こぶしをつくり、手の甲を上にして腕を胸の前にのばします。
② こぶしを回転させながら、ひじを引きはじめます。
③ こぶしを手の甲が下に向くまで回転させながら、腰まで引きます。引いた両方のひじが背中であたるくらいの意識で、脇をしっかりとしめます。

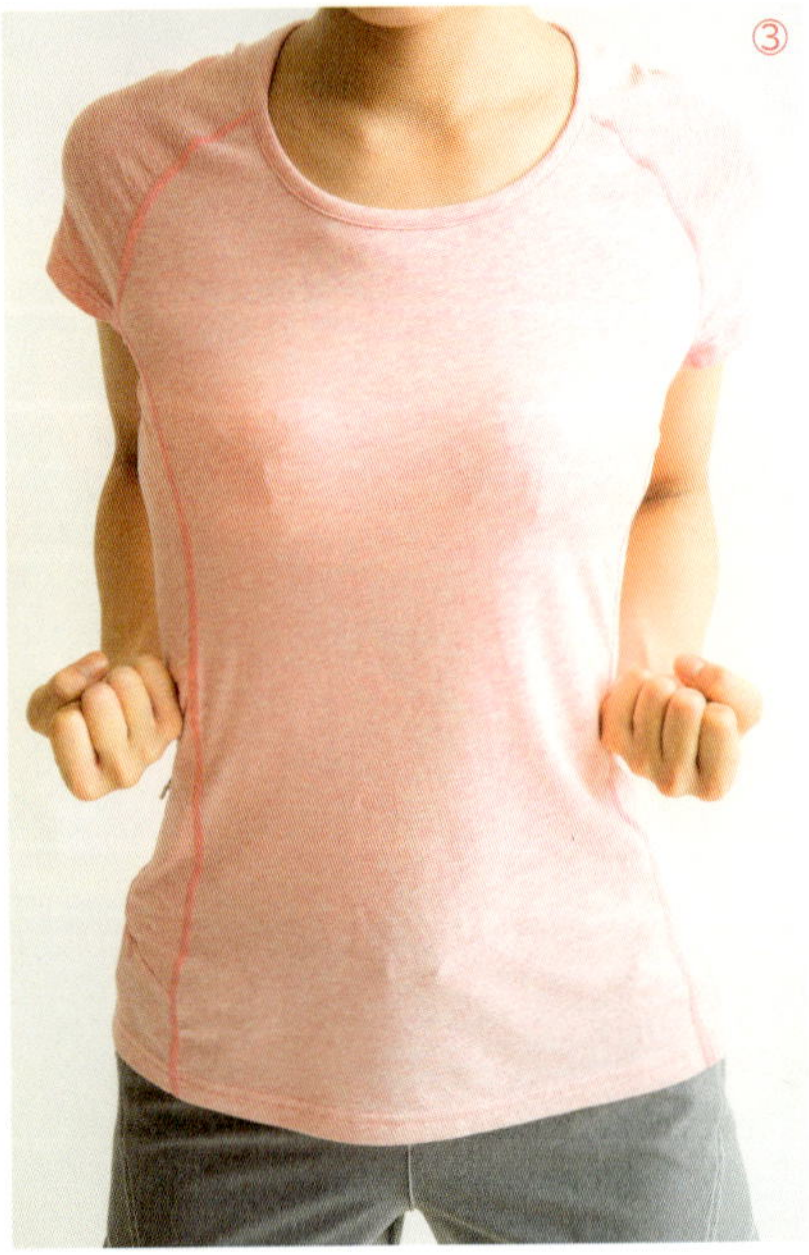

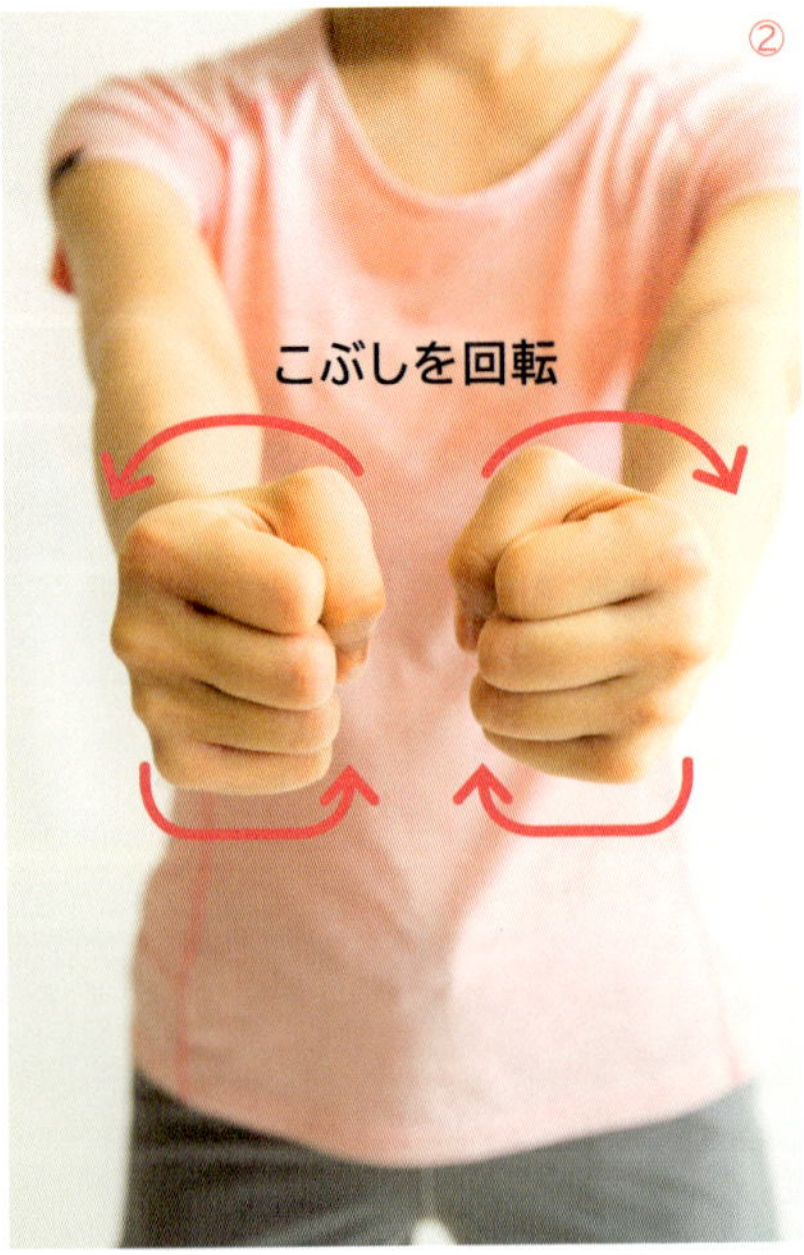

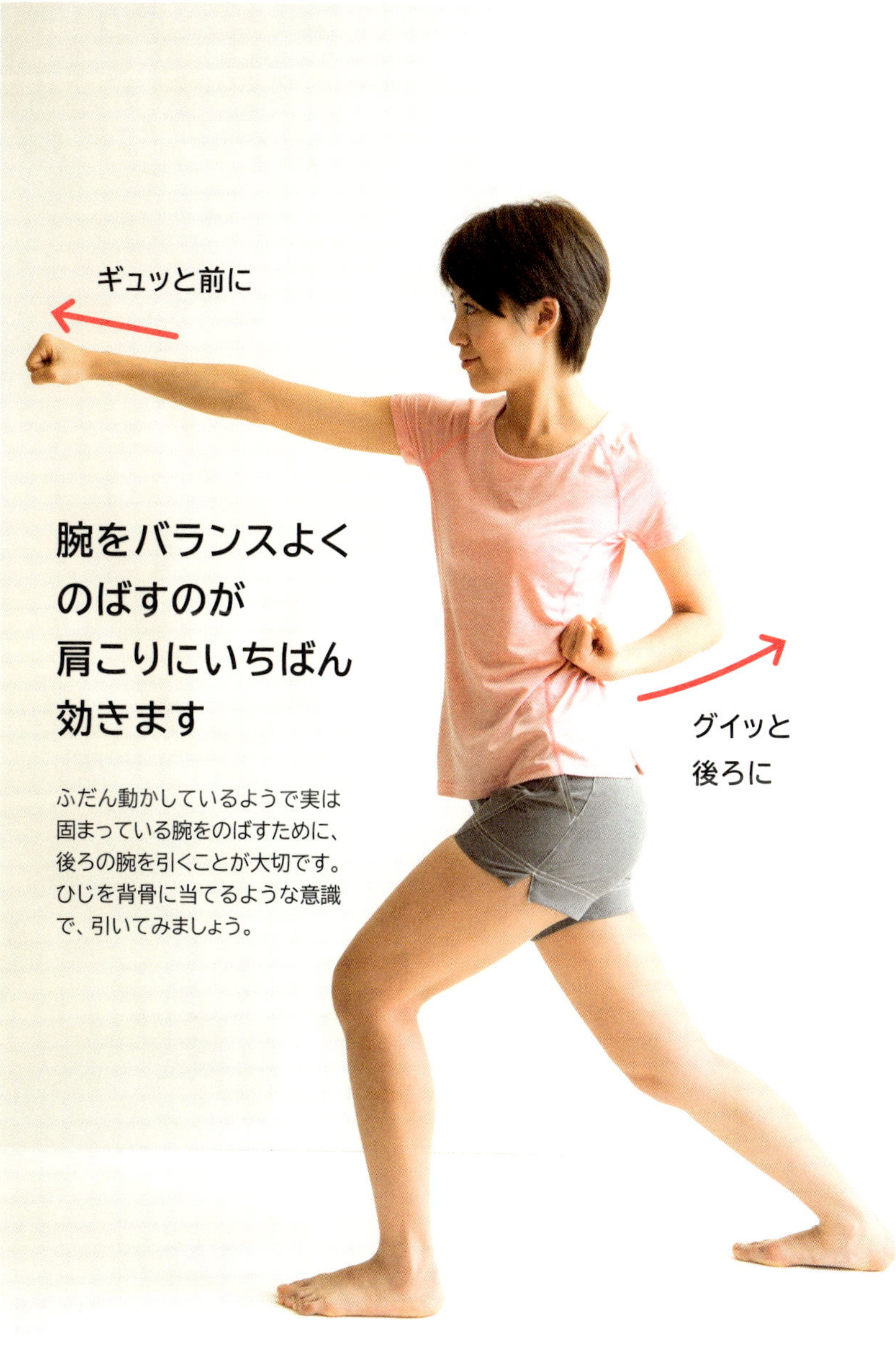

腕をバランスよく のばすのが 肩こりにいちばん 効きます

ふだん動かしているようで実は固まっている腕をのばすために、後ろの腕を引くことが大切です。ひじを背骨に当てるような意識で、引いてみましょう。

Point 2

〝ひねり〟で凝った肩を動かす！

「ひねり」とは、文字通り体をひねる動作をいいます。

右手のこぶしに左の手のひらをそえ、上体をひねりながら右ひじを大きく円を描くように左側に移動させます。

それによって、肩のまわりが逆側に大きくのびて、凝り固まった肩が動くのです。

この動作はふだんの生活ではあまりない動きなので、気持ちいい効果が実感できるはずです。

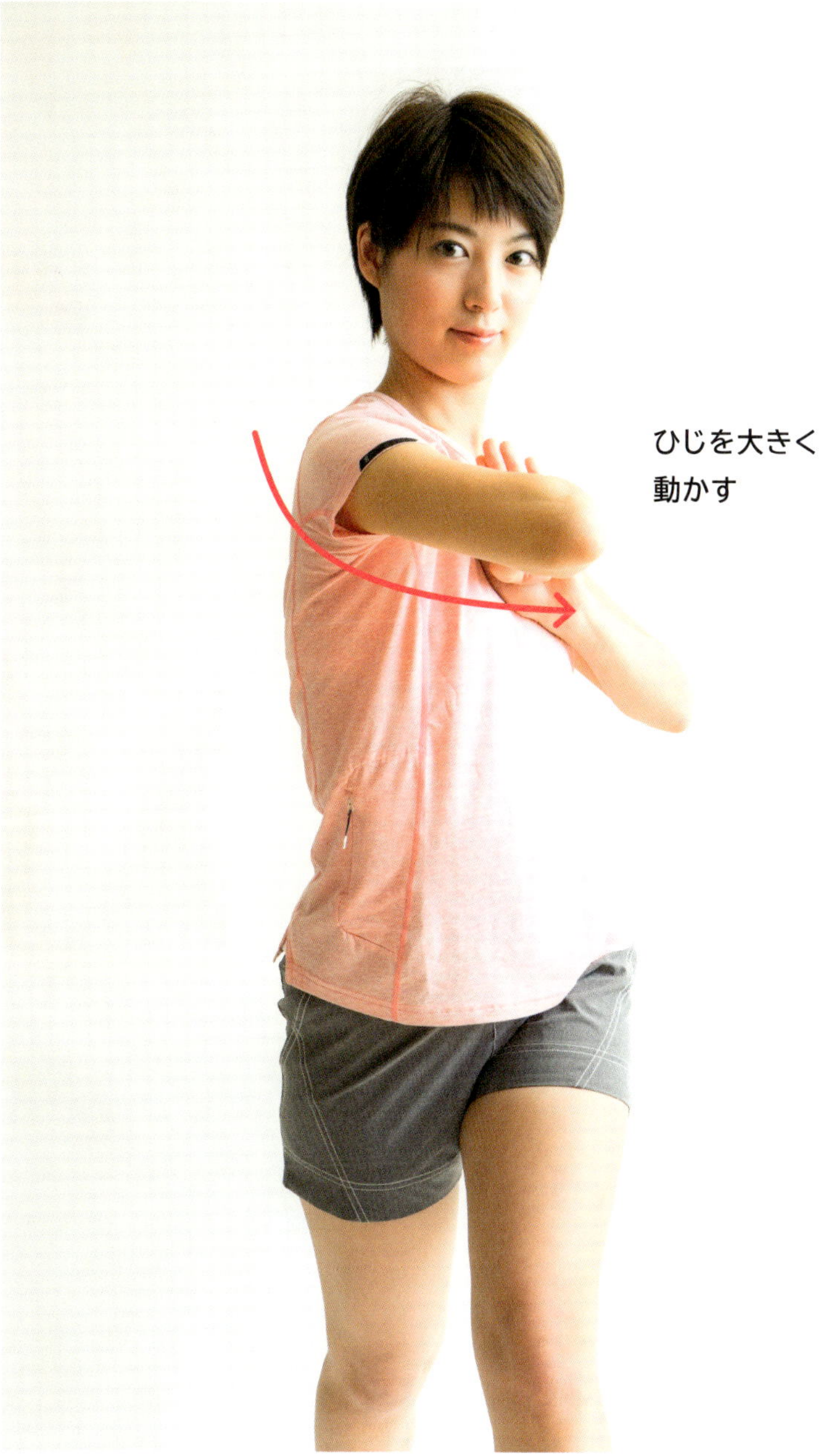
ひじを大きく
動かす

腕も腰もグーッとひねるのが肩こりに効くコツです

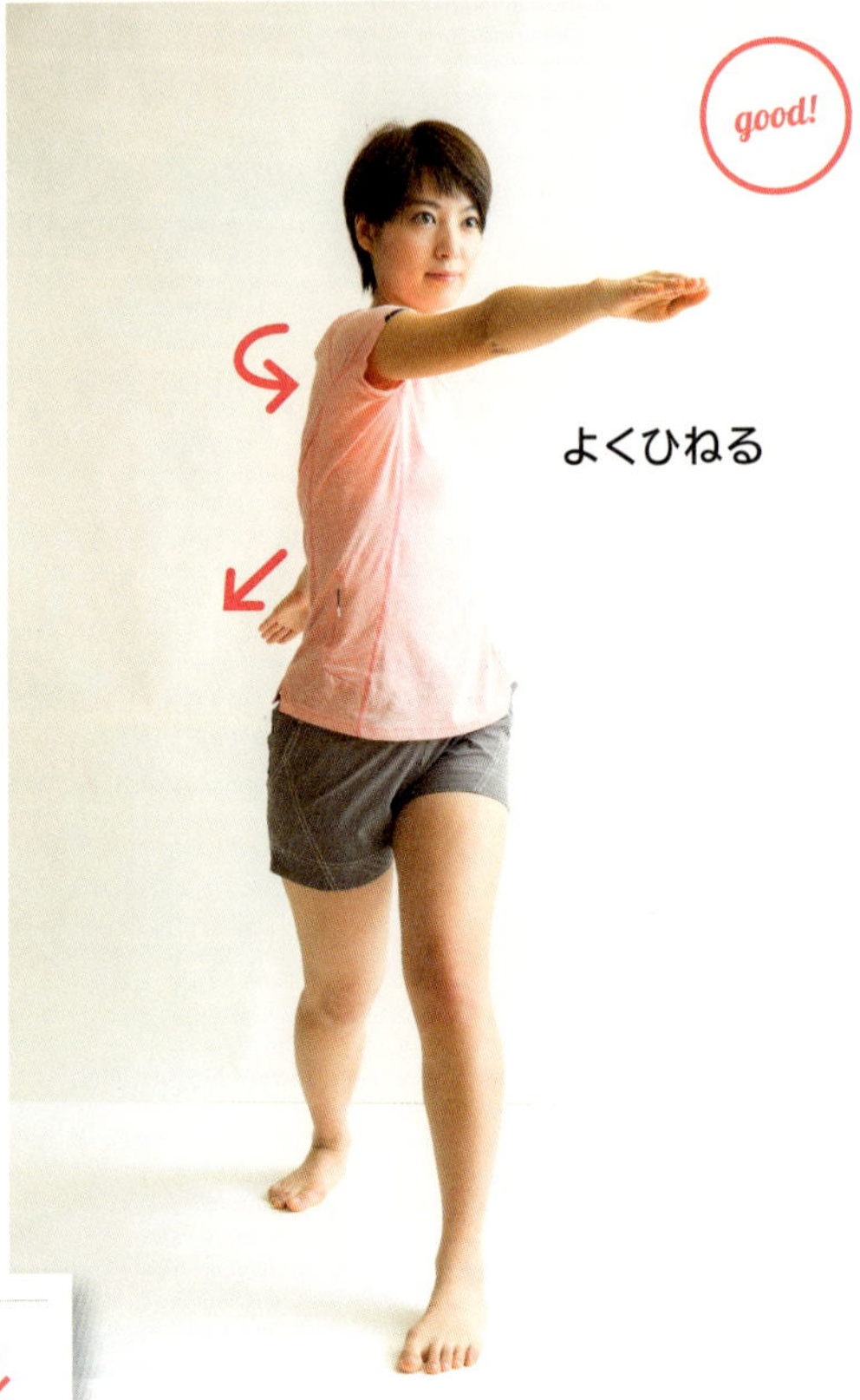

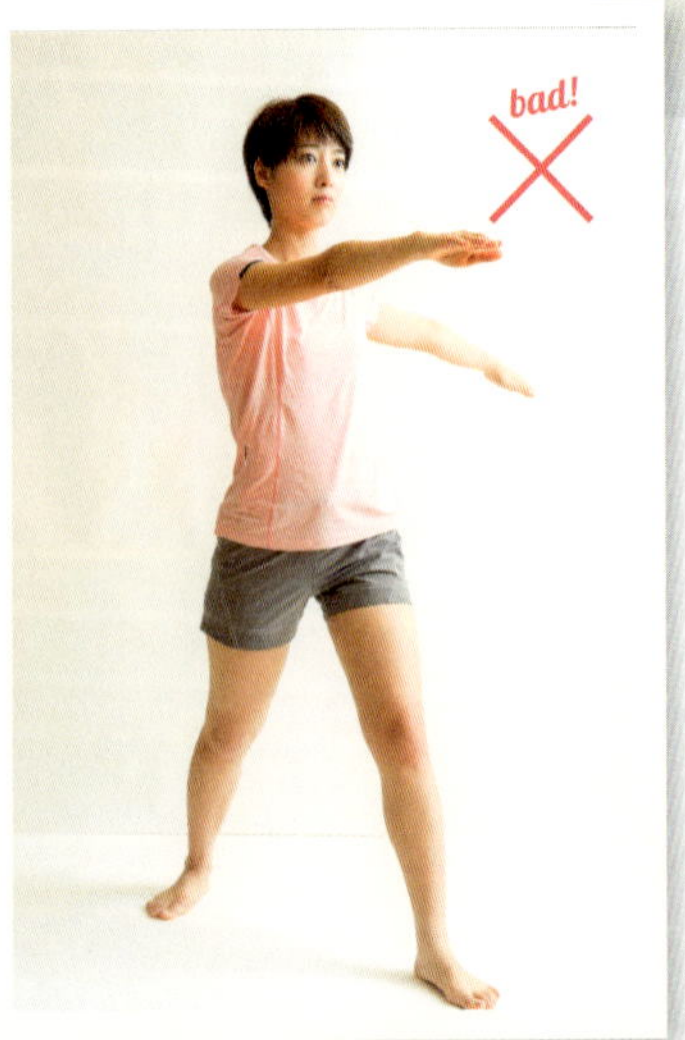

ひねるときに、特定の部分だけを動かそうとしても、あまり効果はありません。腕や肩、背中、腰など体全体を意識して動かすことが大切です。

ひねるときには、背筋をピンとのばすのが大切です

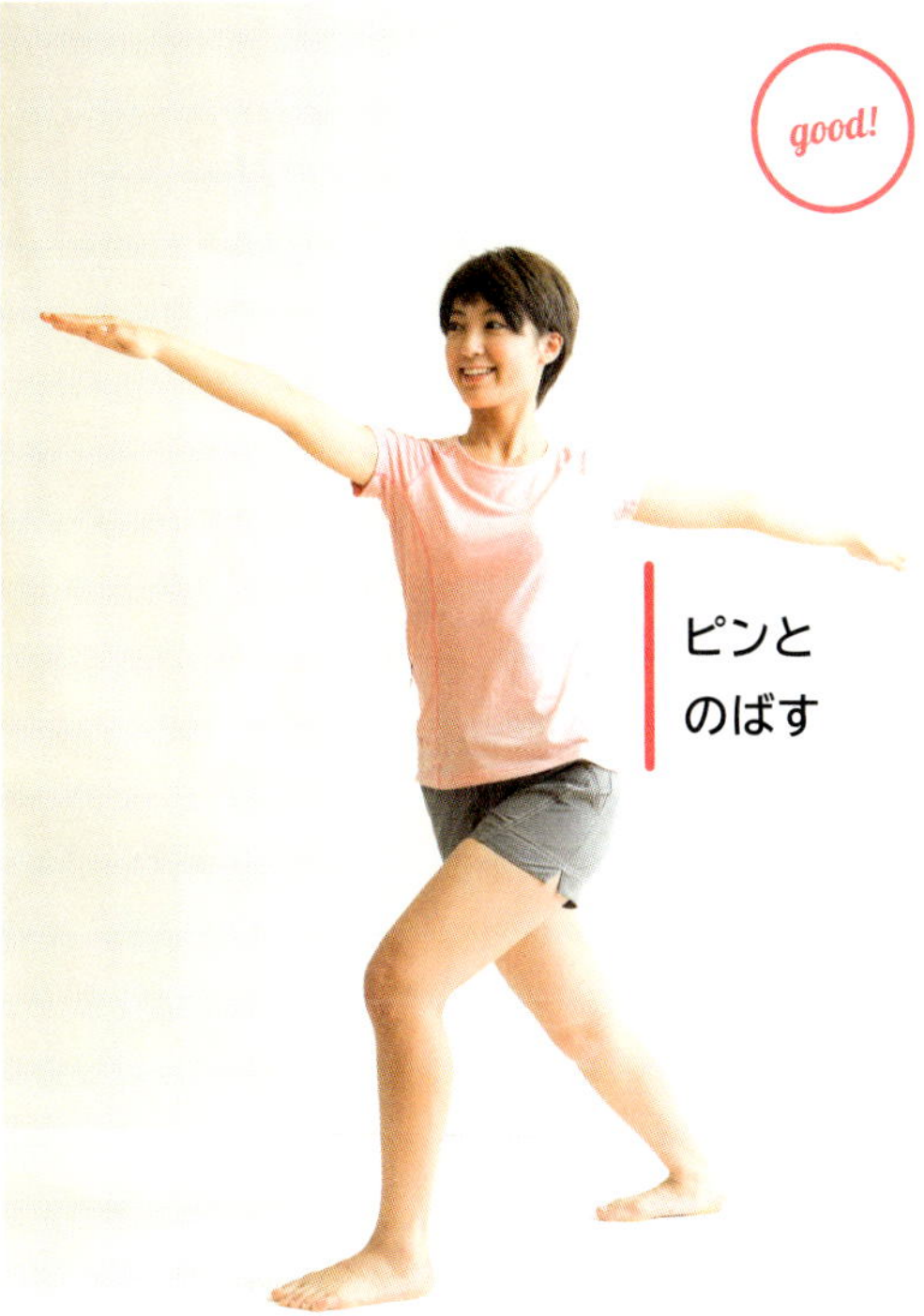

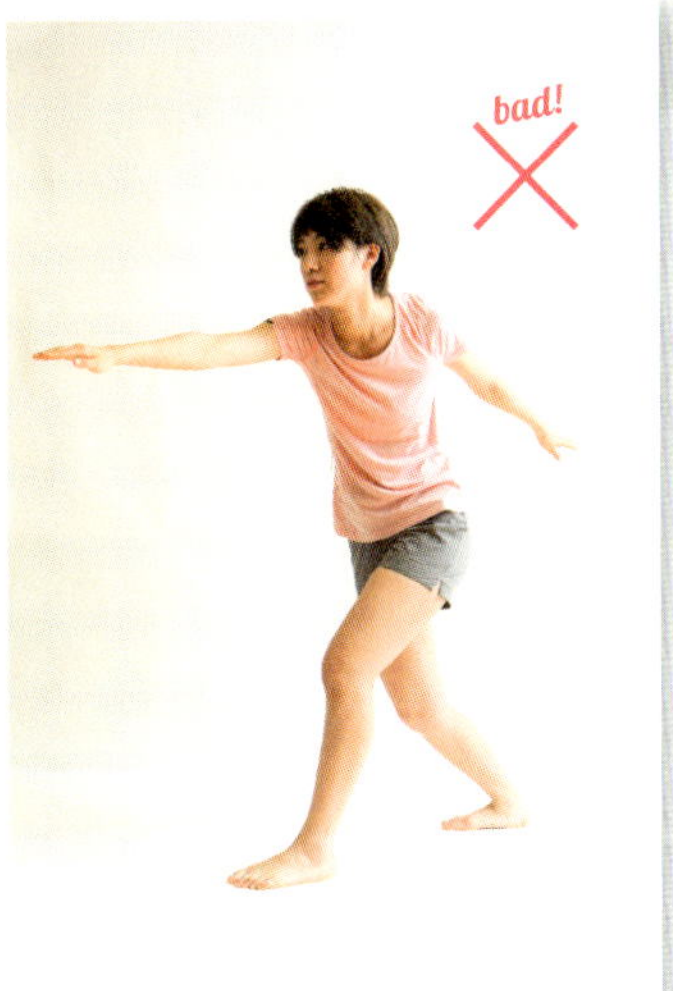

体の中心をしっかり固定させることで、「体がひねられて凝った肩に効く」のを実感できるようになります。ねこ背にならないように注意しましょう。

Point 3

〃逆手《さかて》〃で肩甲骨まわりをほぐす！

「逆手」とは、これ以上、先にはいかない限界のところまで手をねじった動作のことをいいます。

相手に手をねじられ「痛ててっ」となる、あれです。

たとえば、手のひらを上に向けることを意識しながら、手の甲を耳につけると逆手になります。

この逆手をうまく取り入れたストレッチを実践し、肩甲骨のまわりがほぐれることを実感してください。

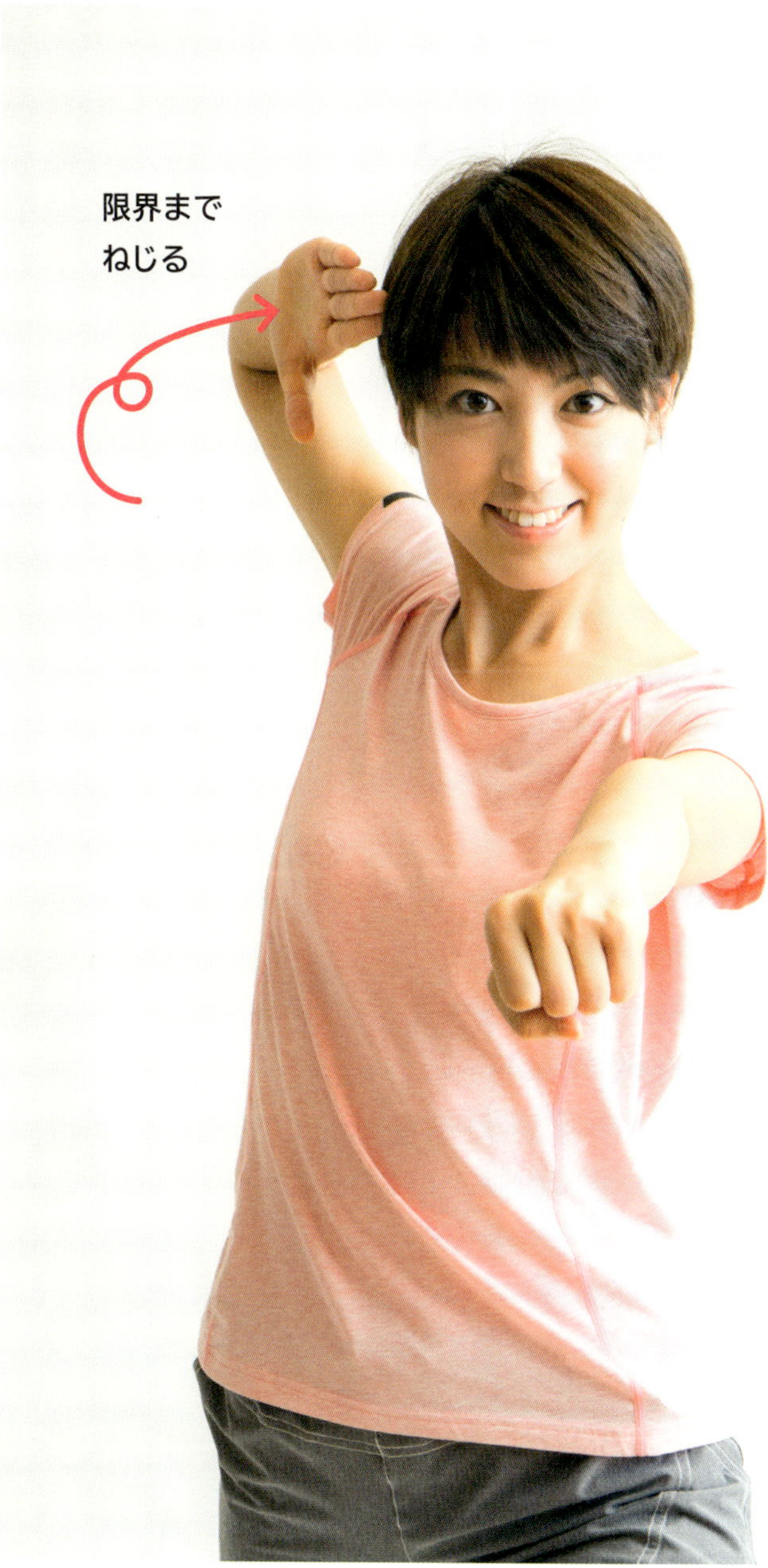
限界まで
ねじる

腕全体を限界までねじると肩のまわりがほぐれて楽になります

① まず、手のひらを上に向けて腕を真横にのばします。手のひらが後ろを向くように、親指が下、小指が上になるよう腕全体をねじります。ここからがスタートです。
② ねじった腕を戻すように、手のひらが上、前、下、後ろになるよう逆にねじります。
③ これ以上行かないところまでねじると、肩や肩甲骨のまわりがほぐれます。

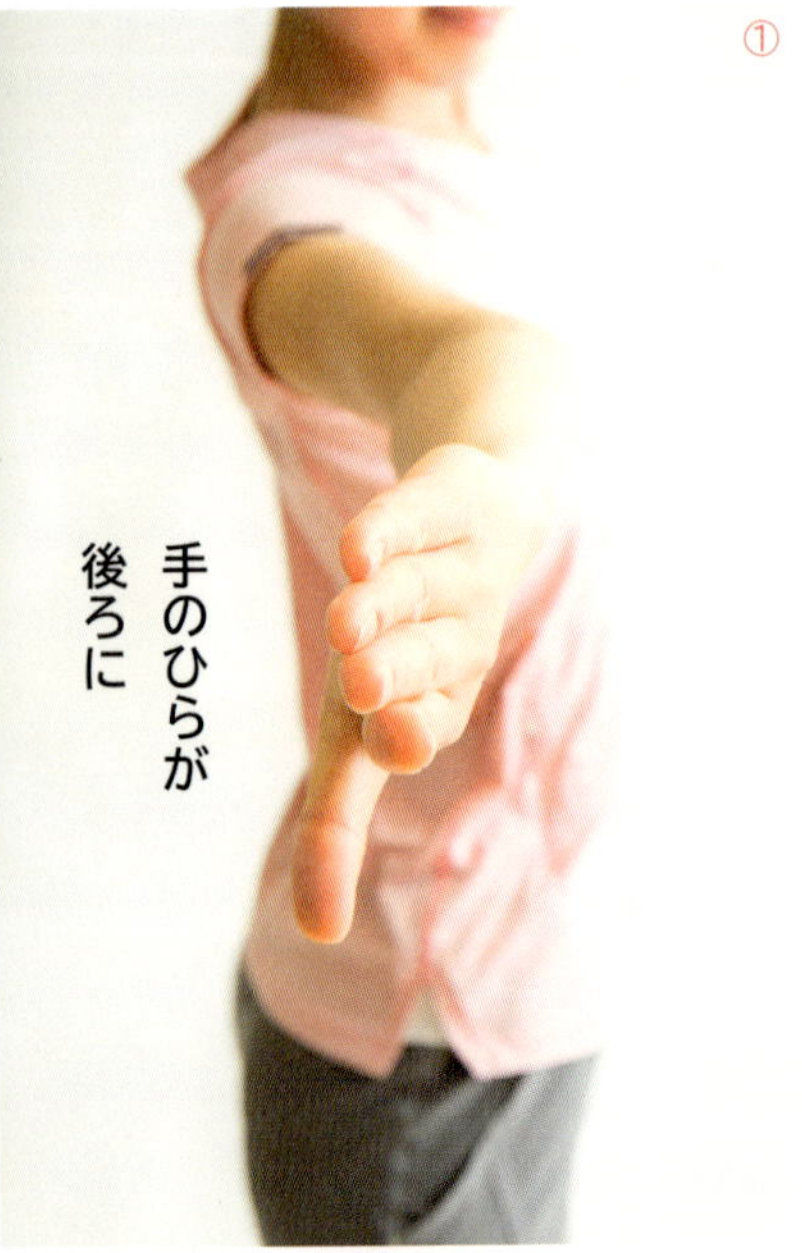

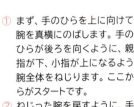

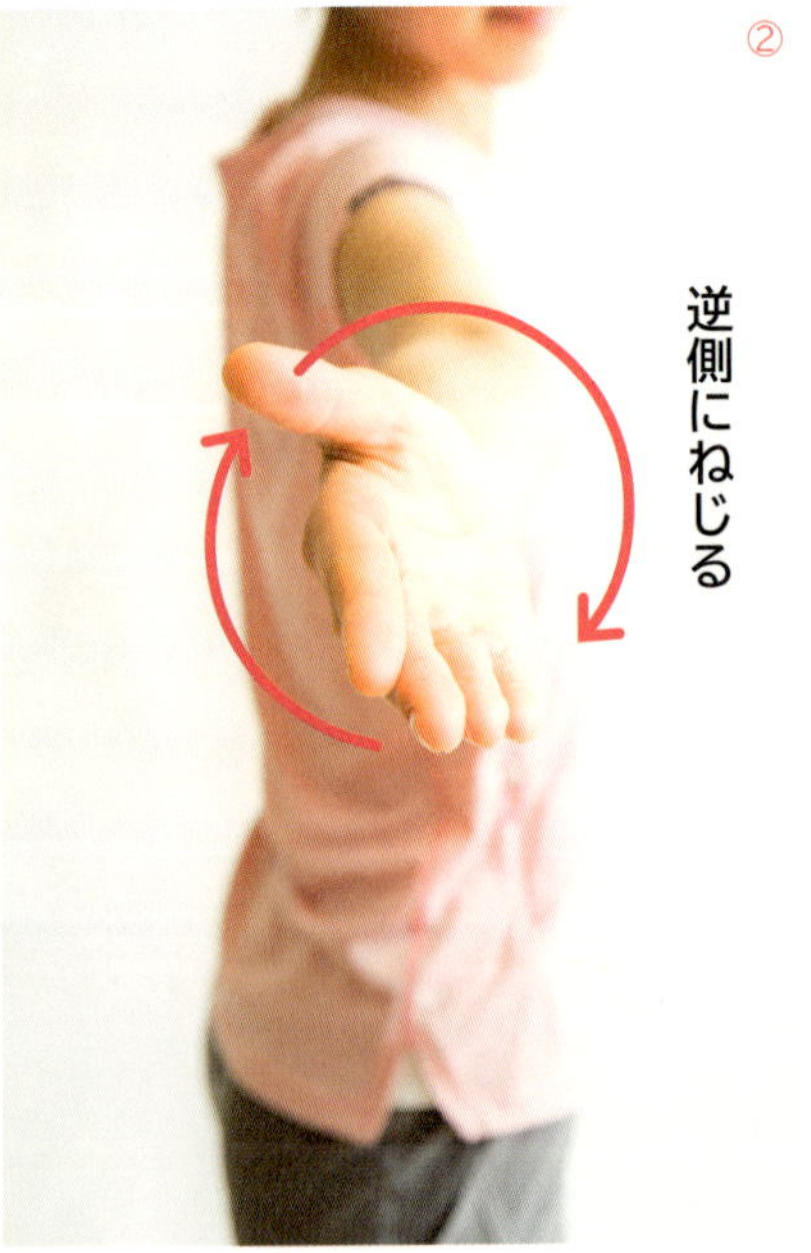

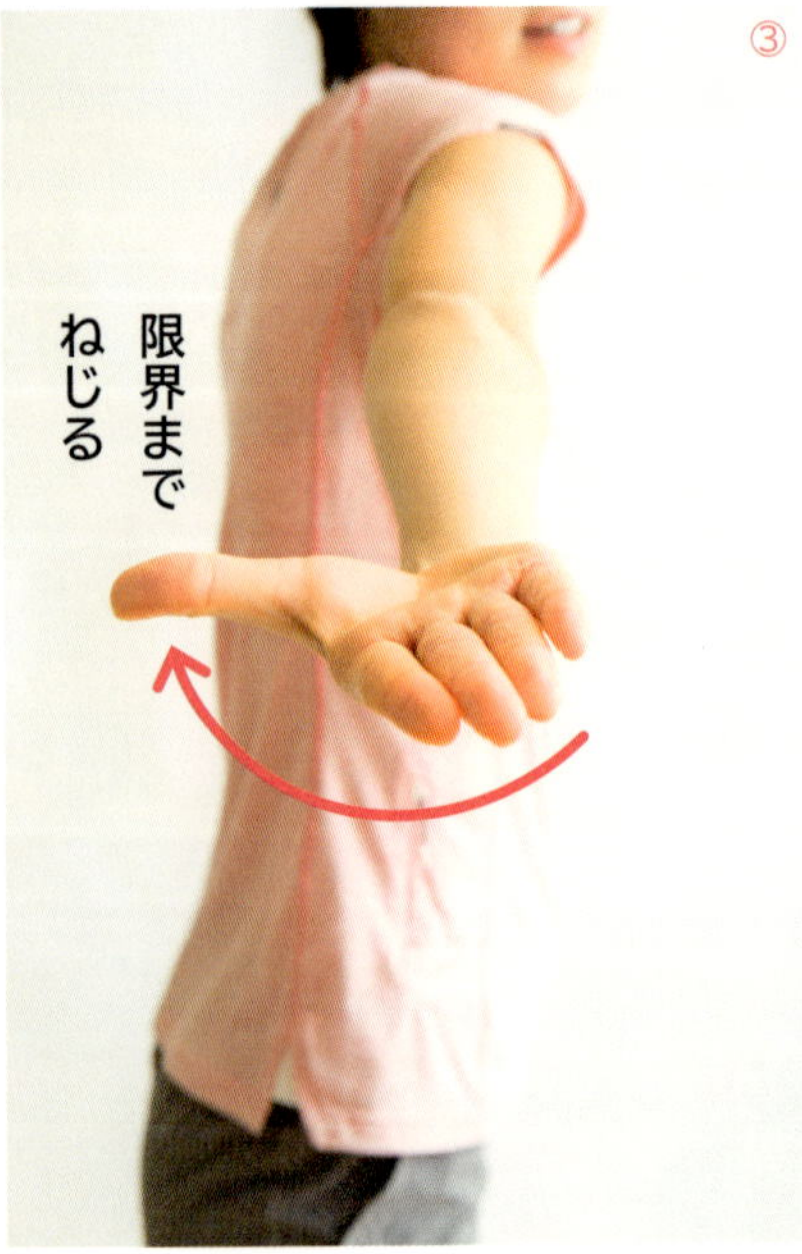

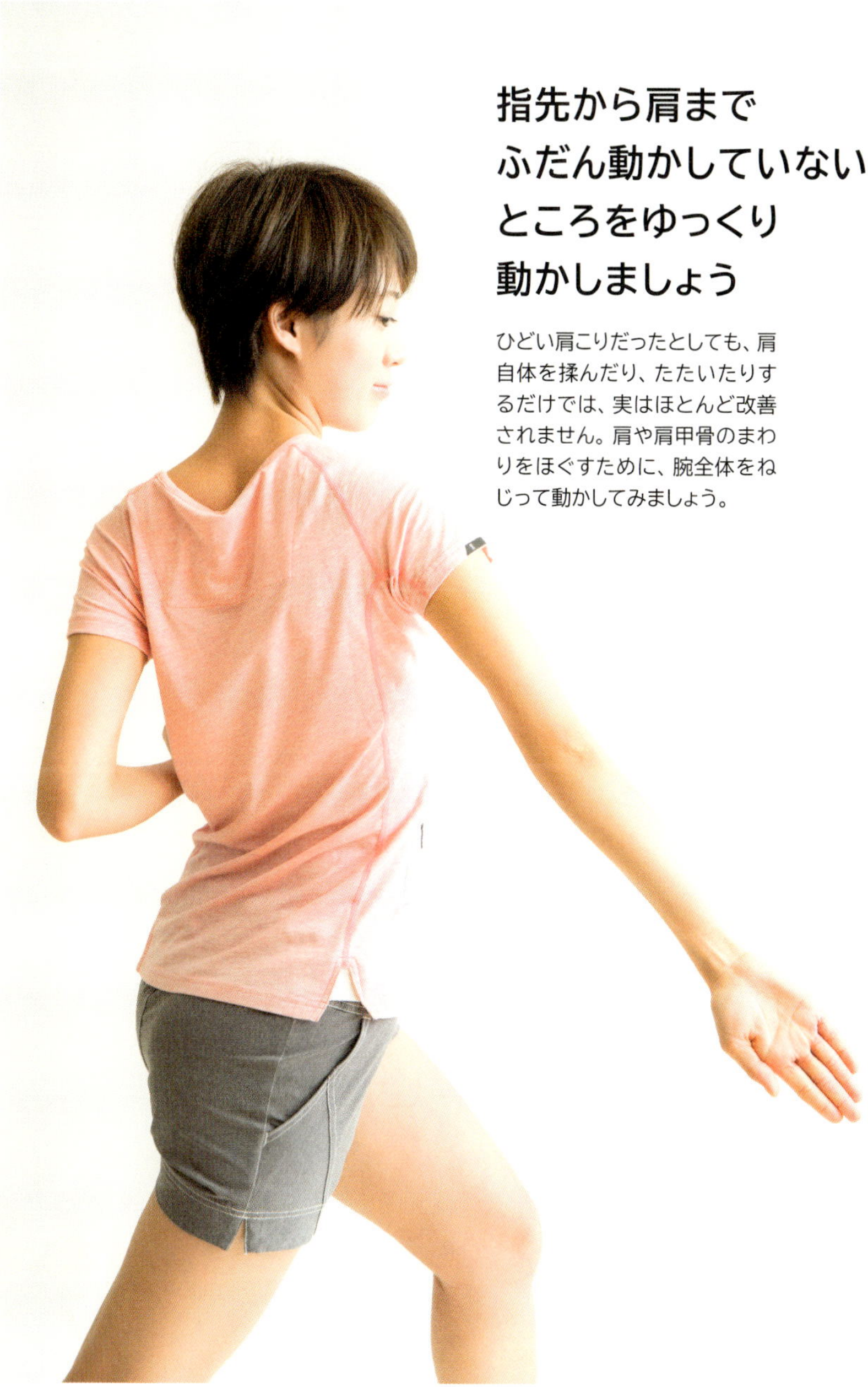

指先から肩まで
ふだん動かしていない
ところをゆっくり
動かしましょう

ひどい肩こりだったとしても、肩自体を揉んだり、たたいたりするだけでは、実はほとんど改善されません。肩や肩甲骨のまわりをほぐすために、腕全体をねじって動かしてみましょう。

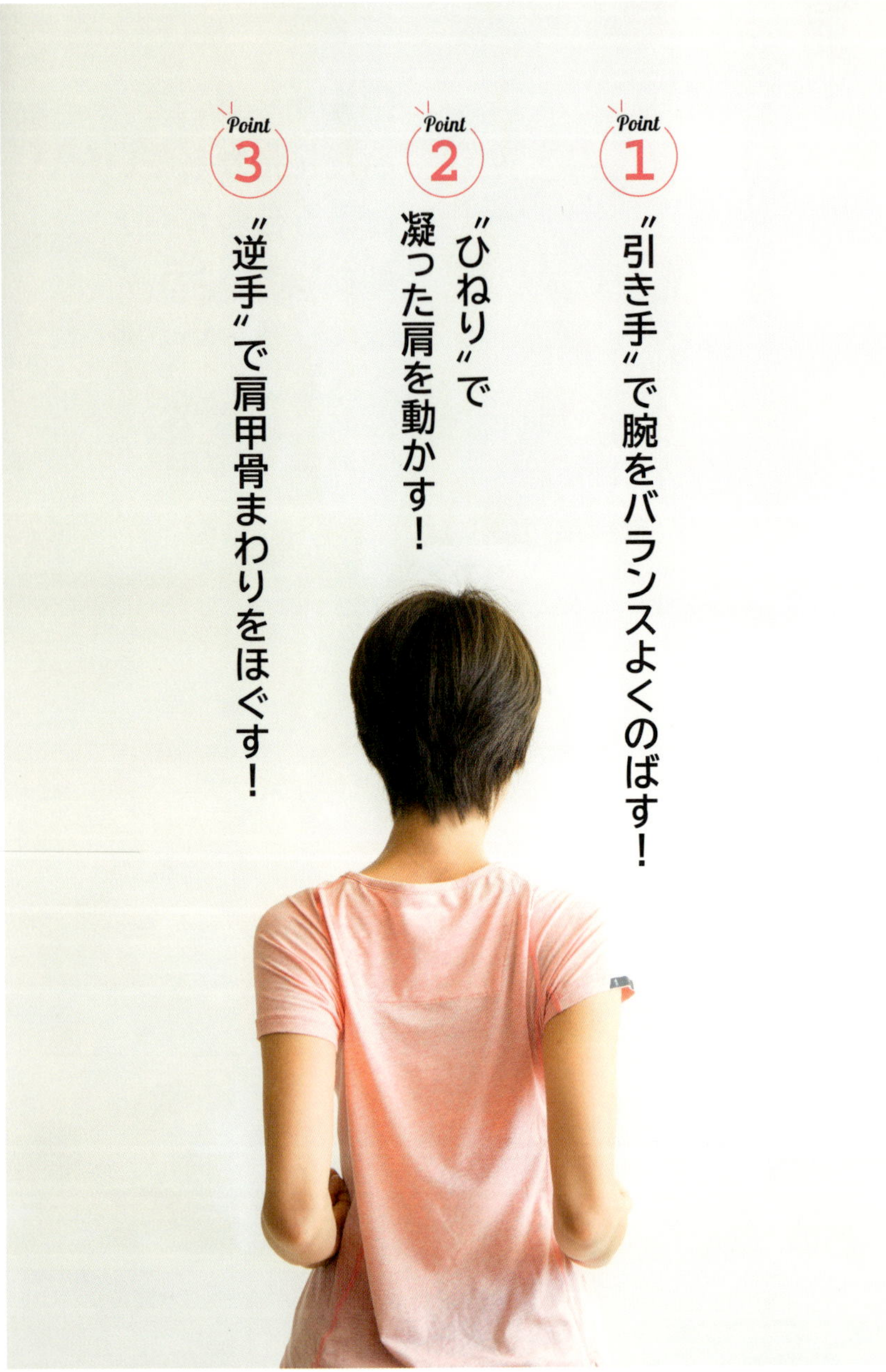

Point 1

〝引き手〟で腕をバランスよくのばす！

Point 2

〝ひねり〟で凝った肩を動かす！

Point 3

〝逆手〟で肩甲骨まわりをほぐす！

肩こりすっきり

スロー空手ストレッチ――――目次

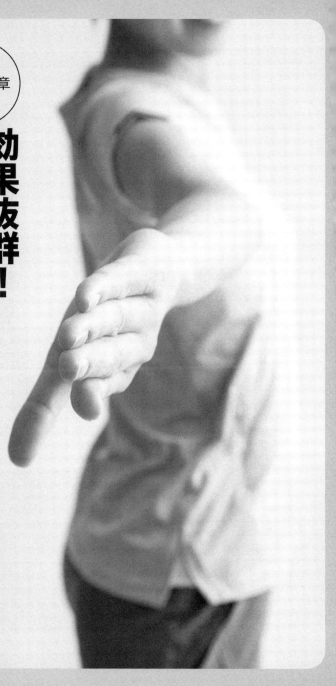

第1章

効果抜群！
スロー空手ストレッチとは

空手家が肩こりにならない理由

空手家で肩こりに悩んでいる人はいません。それはなぜでしょうか。

空手は自分の手や足を武器にして、外敵から身を守る護身術からはじまっています。当然、敵は前からだけではなく、後ろからも横からも攻めてきます。そんな四方八方から攻めてくる相手の攻撃を、どこから攻められても対応できるよう、自由自在に腕を使わなければいけません。そこから空手の技が発展してきました。

いい方を変えると、周囲から攻めてくる相手から身を守るためには、腕を後ろにまわさなくてはいけませんし、横にもぐっとのばさなくてはいけない。もちろん、とっさに上に上げる必要もあります。

つまり空手の稽古を通じて自然と肩のまわりを柔らかくほぐし、可動域を広げる運動を行っているのです。これが空手家に肩こりがいない理由です。

私が考案した「スロー空手ストレッチ」も、ここが原点になりました。

ある企業からこんなお話をいただきました。

「会社のイベントがあるので『空手体験会』を開いていただけませんか？」

快諾した私は、参加者を前に空手の基本動作を教えることになりました。休憩中、雑談をしていたときのことです。

参加者たちからこんな話が出ました。

「先生、一日中パソコンの前に座っていて肩こりがひどいんですよ」

「たまの休みの日もテレビばかり見ていて、ほとんど動くこともないので運動不足が心配です」

「仕事疲れなのか、休んでも体の疲れがなかなか取れません」

みなさん口々にそんな不調を訴えられています。

その話を聞いた私はこんなふうに言葉をかけました。

「そうだっ！　肩こりに効きそうな空手の技があるので、よかったらちょっと試してみませんか？」

「えっ、肩こりに効くんですか？」

「そうです。凝った肩をほぐす効果があると思います」

ふだん道場で生徒たちに空手を指導していて、漠然と「これは肩こり改善にもいいんじゃないかな」と思っていた技でした。

「ぜひぜひ。先生、教えてください」

参加者のみなさんが大いに興味を示してきました。それほど肩こりがひどかったのでしょう。以前から考えていたストレッチを披露し、参加者にやってもらいました。すると今までにないような大きな反響があったのです。

「すごい！　肩が上がるようになりました」

「肩がガチガチだったのが、柔らかくなってウソみたいです」

「疲れ目だったのが、すっきりしました」

想像以上に効果があって私自身、驚いたほどです。

それから試行錯誤を繰り返し、本書に紹介するメニューになりました。

今、東京・赤坂にある教室でやってもらっています。空手の生徒たちを含めるとのべ一〇〇〇人以上が実践して、効果を実感しています。

この「スロー空手ストレッチ」の基本は、ふだん使っていない筋肉を動かすことで肩や肩甲骨を動かし、可動域を広げ、ほぐすというものです。

「エイッ！」

ときには大きな声を出してやるのもいいかもしれません。

よりすっきり爽快になれることうけあいです。

とても簡単です。

どうぞ楽しみながらトライしてみてください。

スマホ、パソコン、クーラーの悪影響

私たちの生活にスマホやパソコンはかかせません。夏になるとクーラーがかかり、ふだんの運動不足もあって体が慢性的に冷えています。こういった現代的な生活が、私たちの肩こりの原因になっていることは間違いないでしょう。

昔の人は水を汲《く》みに行き、川で洗濯をする。ご飯を食べるためには薪を割って火をおこしてと大変な思いをして日常生活を送っていました。

それが今は水道の蛇口をひねれば水が出てきますし、ご飯を食べるにもスイッチひとつでＯＫです。日常生活で、階段をのぼる以上に足を上げる必要もありませんし、電車の吊革につかまる以上に腕を上げる必要もありません。

たとえ毎日、忙しく歩きまわって体を使う仕事であっても、日々の生活はパ

ターン化され、それに伴い体の動きもパターン化されてきます。

つまりふだんから体を動かしている人でも、使う筋肉と使わない筋肉、あるいは使う関節の範囲と使わない範囲とが決まってしまうのです。当然、使わないとその機能はどんどん衰えていきます。

たとえば肩甲骨。日常生活で、人間が本来持っている可動域いっぱいまで肩を動かすことはまずありません。肩甲骨を動かさないでいると、それをとりまくたくさんの筋肉は衰え、硬くなります。硬くなった部分に老廃物が溜まり……と悪循環に陥ってしまいます。

ひじが硬くて曲がらない、可動域いっぱいに動かないという人は、おそらくいません。日常生活でひじの曲げのばしは頻繁に行われるからです。

しかし肩の柔軟性にはかなりの個人差があります。それはふだん、肩を動かす幅や頻度にそれぞれ違いがあるからです。

簡単にいえば、肩こりもふだんから肩甲骨のまわりを動かしているか、いないかの違いなんですね。

ちょっと想像してみてください。

山のお猿さんは木から木へと腕を大きくのばして、器用に移動します。木の上で生活している猿はまさに肩の可動域がめいっぱい広がる生活をしています。生活の中に可動域をめいっぱい広げる動きが組み込まれているので、おそらく肩が硬くて動かない、上がらないという猿はいないはずです。

では人間はどうしたらいいでしょうか。

極端にいえば猿のように、体を隅々まで動かし、可動域をめいっぱい使う動作を生活に組み込めばいいわけです。スマホやパソコンを使わず、運動不足やクーラーで体が冷えきるような生活をしなければいいわけです。

でも今の時代で、現実にスマホを解約し、山で猿のように暮らすことはとうてい不可能です。なかなか便利な生活は手放せません。それならば、ツライ肩こりを解消する何かを、意識的に取り入れる必要があります。

では何を、どのように取り入れればいいのでしょうか。

「肩こりがひどい。体を動かしてないからだ。運動をしよう」

「一日中、肩が重たい。そうだ、毎朝、散歩して汗をかこう」

そう思ってトレーニングや散歩をはじめたけれど一向に改善しない。そういう経験をお持ちの方もいると思います。

運動そのものはとてもよいことです。しかし凝り固まった肩のまわりを、ランニングや筋力トレーニングだけでゆるめることは難しい。むしろその原因である部分に特化して集中的にゆるめ、ほぐすことをしなくてはいけません。

そこで「スロー空手ストレッチ」の登場です！

「スロー空手ストレッチ」を行うだけで、ふだんの生活ではどうしても使いきれない肩のまわりの筋肉をまんべんなく動かし、ほぐすことができるのです。

つまり「運動と体操は別もの」と考えたほうがいいでしょう。

そして実際にストレッチにトライしてみると「ほぐすためにやらなくちゃ」というより「気持ちいいからやりたくなる！」という人のほうが断然多い。終わった後だけでなく、次の日もスッキリとして気持ちいい。そんな状況が続くのも、このストレッチの大きな特徴です。

スピードも力もいりません

「なぜゆっくり動かすのがいいのですか?」

「空手」ではなくて「スロー空手」のほうが肩こりに効果があるのはどうしてなのかとよく聞かれます。

空手チョップしかり、かわら割りや板割りしかり。空手には、一般的にパワーとスピードを出して破壊する、そんなイメージがあるようです。実際の空手では、その通り、強い力を出す稽古もたくさん行います。

しかし、しつこい肩こりを改善させるための「スロー空手」には、パワーやスピードは必要ありません。むしろゆっくり動くことによって、ふだんあまり意識することがない自分の筋肉にあえて意識を向かわせることが重要なのです。

たとえば、足を一歩前に出して歩いてみましょう。

今まで生きてきて何万回、いや何十万回となくやってきた動作です。

一歩、前に足を踏み出す動作なんて一瞬で終わってしまいますが、どこをどう動かし、前に進んだか、おそらく今まで考えたこともないでしょう。

誰もがほとんど無意識に行っている動作です。

しかし、あえてそれをゆっくりやってみます。

二〇秒ほどかけて、ゆっくり一歩前へ進んでみてください。

まず前膝をかるく曲げていき、重心を前へ移動させ、同時に後ろの足を引き寄せ、前足に重心がのったところで後ろの足が前足を通り越し、そのまま足を前へ進ませながら着地点を決め……。

いかがでしょうか。

サッと歩くときとはまったく違う、筋肉への細かな意識、そして筋肉の動きを感じていただけたのではないでしょうか。

空手教室でも稽古の最初は、ゆっくりとした動作を行います。

そうすることによって、具体的にどこの筋肉を使い、どのように体を動かすのか、どこをのばしてどこを縮めるのか、どこで力を入れるのか、あるいは逆にどこは力を抜かなければならないか、正しく意識することができるのです。

同じく「スロー空手ストレッチ」にも力はいりません。

肩甲骨のまわりの筋肉が、上下、左右、前後とまんべんなく動いていることを、ゆっくりと感じてください。どこが気持ちよくのび、どこがひねられ、ほぐれていくかを、体感してほしいのです。

それに、慣れないうちにいたずらにスピードをつけると、自分が思っている以上の力が加わり、体を痛める心配もあります。

肩甲骨の動きを感じるため、ストレッチ効果を高めるため、また怪我を防止するためにも、力を抜くことがとても重要なのです。

ゆっくりと気持ちよく、凝り固まった肩や肩甲骨のまわりの筋肉を動かしてください。

巻頭でも説明したように次のことをまず意識しましょう。
1・のばす！
2・ひねる！
3・ほぐす！
この効果については次の章で具体的に説明します。

そしてこの基本を覚えた後は、実践あるのみです。
1・のばす効果！「突き」ストレッチ
2・ひねる効果！「ひじ打ち」ストレッチ
3・ほぐす効果！「手刀」ストレッチ
たった三つのストレッチ。
これらを覚えるだけで大きな効果を実感できるはずです。

第2章 たったこれだけ！ 体に効く 3つのポイント

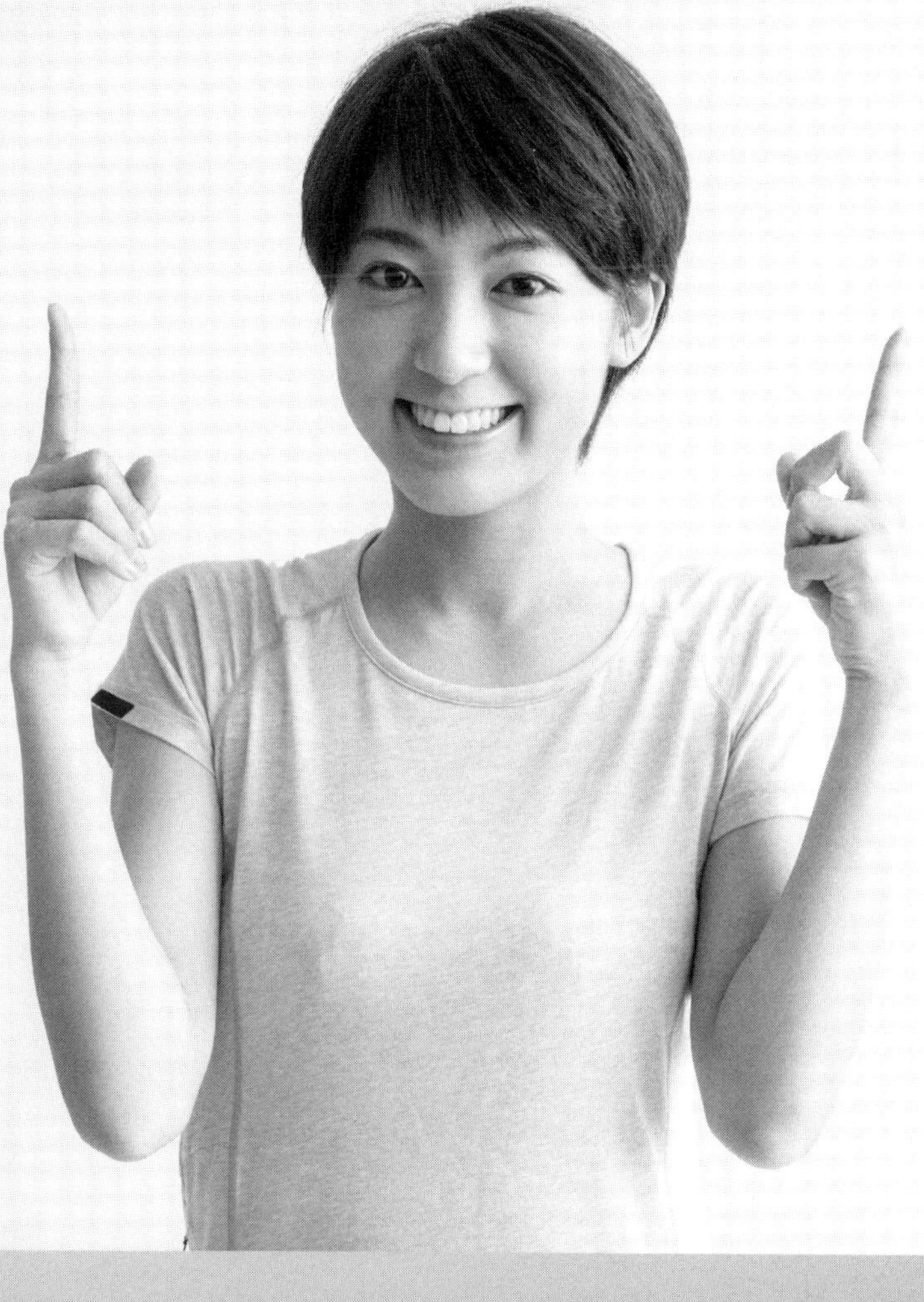

ポイント1

のばす

私たちはふだん、どんな生活をしているでしょうか？

朝、起きて顔を洗い、朝食をとり、身支度を整えて会社に向かいます。主婦の方なら炊事や掃除、洗濯をすることになるでしょう。帰宅後は食事をして、歯を磨いて、お風呂に入って……。

一日を思い返すと、デスクワークに限らず、掃除、料理、後片づけ……と、私たちは季節を問わず一年中、無意識に体が硬くなる生活を送っています。

このように長時間、筋肉が縮まったままの状態にしておくことが、肩こりの大きな原因になるのです。

「スロー空手ストレッチ」の第一のポイントは「のばす」ことです。

腕を大きく前にのばすことによって、腕のつけ根である、肩、脇、胸、背中の縮んでいた筋肉が気持ちよくのばされます。

「のばす」ために重要なのは、実は「引く」動作です。

片方の腕を思い切って前にのばすと、手につられ、体も、のばした方向に引っ張られて、不安定になります。このように一方向だけの力では、バランスを保とうと無意識に前へのばす動作がセーブされ、効果も半減してしまいます。

そこで、バランスよく腕をのばすために、左右互い違いに引っ張り合うよう、反対の手を回転させながら腰骨まで思い切って引いてくることが大切です。

この動作のことを「引き手」といいます。

たとえば前に一〇のばすとしたら、後ろにも一〇引かなければバランスはとれませんし、右が一〇で左が一だと体は倒れてしまいます。

このように、反対の手が、しっかり引き手を行うことで、のばしたい腕を最大限にのばすことができ、つまりは最大限に筋肉をのばすことができる、ということになります。

また、ただ単にのばすよりも引き手の位置（腰骨）から、曲げたひじを突き出すようにのばすことによって、肩、脇、脇の下、背中の筋肉、さらには腰までもグイッとのびる効果を実感できます。

引き手の効果で、胴体のバランスも安定するので、にぎった手が「重し」の役割を果たし、腕が遠くに大きく引っ張られます。もちろん動きが大きくなればなるほど、効果も上がります。

つまり引き手は、のばすストレッチのアシストをする役目があるのです。

この引き手の動作は、「スロー空手ストレッチ」のすべての基本になるので、よく覚えておいてください。

これから出てくる三つの基本ストレッチ。

「突き」ストレッチ、「ひじ打ち」ストレッチ、「手刀」ストレッチ。それぞれこの引き手をうまく使いこなすことにより、最大の効果が望めます。

「引く」ことを念頭に置いて、腕が「のびる」、筋肉が「のびる」感覚をどうぞ実感してください。

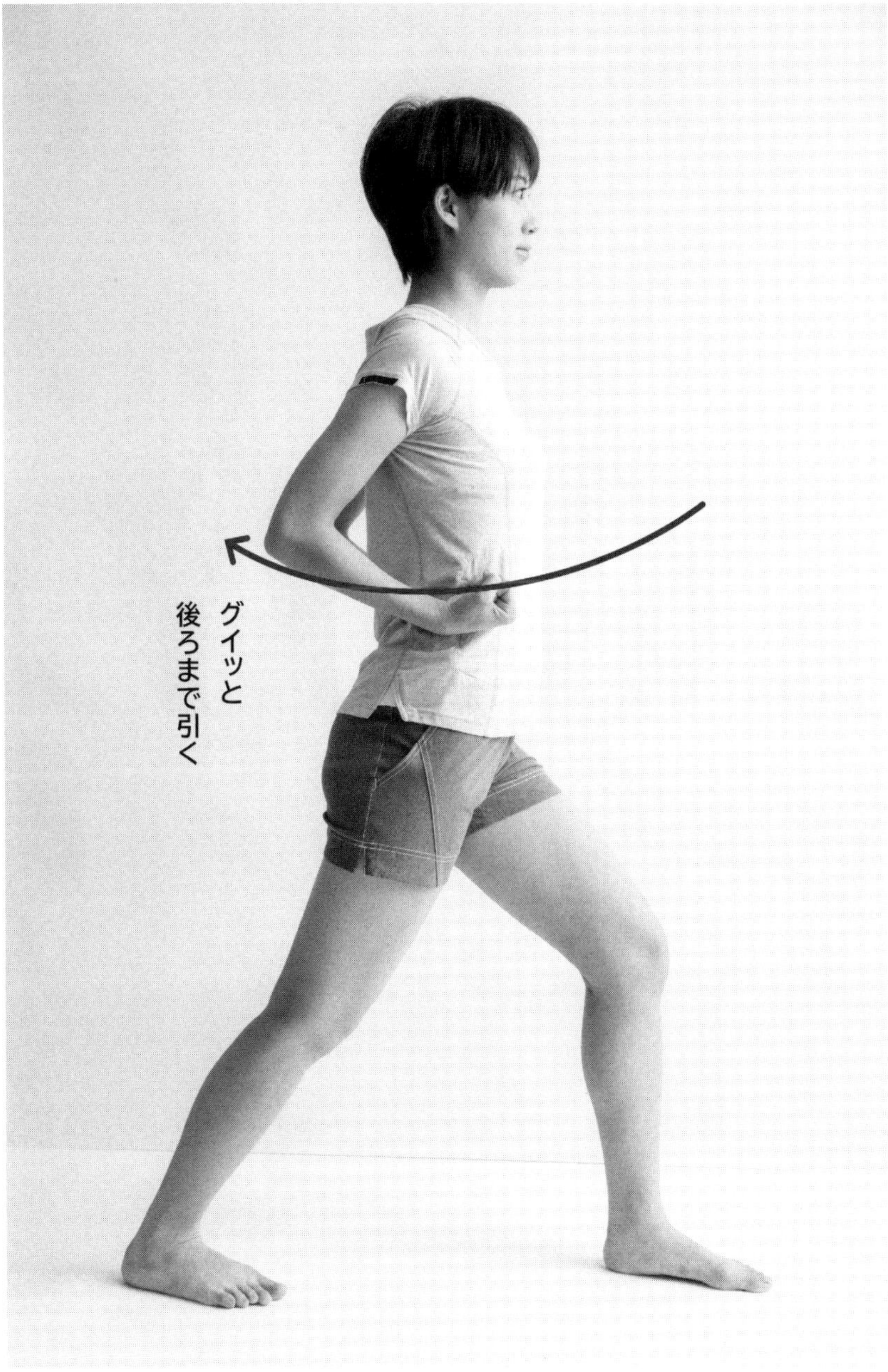
グイッと
後ろまで引く

ポイント2

ひねる

第二のポイントが「ひねる」です。

「ひねる」とは文字通り、上体をひねる動作のことをいいます。

詳しくいえば、体の幹の部分、つまり肩、背中、腰、体側、胸、お腹などがひねられるのです。

たとえば腕を上げるというひとつの動作でも、この「ひねり」を加えることによって、多くの筋肉を同時に動かすことができ、効果を倍増させることができます。

第一のポイントは「のばす」でした。

縮こまった筋肉を気持ちよくのばしたら、次は「ひねり」を加えて、よりたくさんの筋肉を動かし、肩のまわりをしっかりゆるめていきます。

この「ひねる」動きも日常生活ではあまりない動作です。もしかしたら、最初はとても窮屈に感じるかもしれません。しかし背筋をのばし、しっかりと息を吐きながら、ギュウ〜ッと雑巾を絞るようなイメージで、じんわりと窮屈さを味わってください。

回数をこなしていく度に、最初は窮屈に感じた動作がスムーズにできるようになり、体がスイスイと動くようになって、肩のまわりが気持ちよくゆるめられてくることに気がつくはずです。

この「ひねり」を取り入れた「ひじ打ち」ストレッチを空手教室の生徒たちにやってもらうと、みなさん、口をそろえて、

「肩がすごく温まりました！」

「なんだか、体がポカポカしてきました！」

といわれます。

体が熱を発するということは、そこの筋肉が伸び縮みしたということです。つまり肩を中心に、それを取りまくたくさんの筋肉が大いに動いて、ほぐれたという証拠なのです。

筋肉を動かすことで、血流もよくなり、リンパも流れていいことばかりです。

「あっ、肩や背中がポカポカしてきた」

そんなひねりの効果をぜひ実感してみてください。

でも慣れてきたときには要注意。

もっといける！　なんて勢いをつけて力いっぱい振りまわして、痛てて っ……

なんてことにならないように。

じんわりギュウ〜ッと、気持ちよく。

凝った肩をゆるめていきましょう！

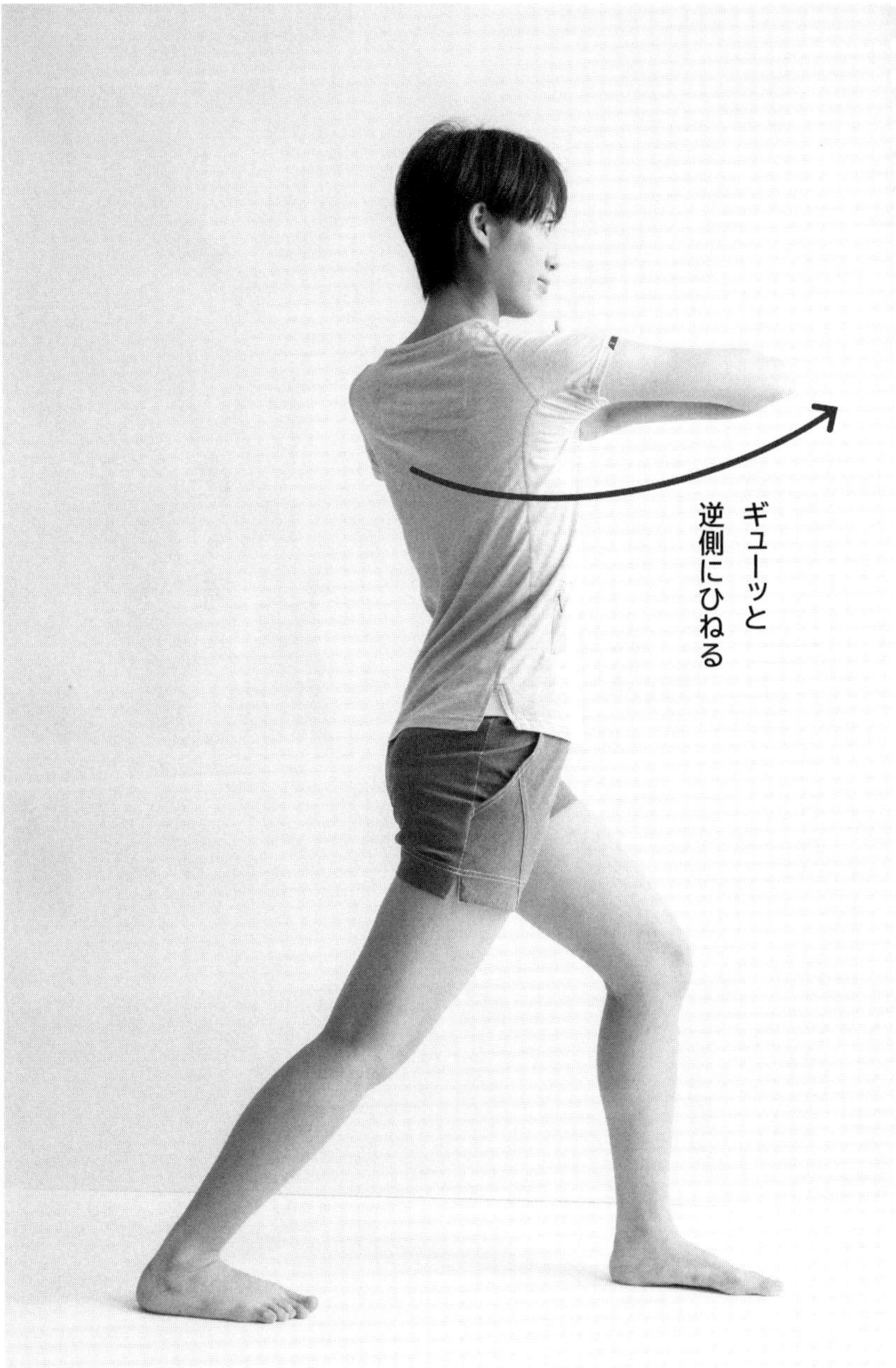
ギューッと
逆側にひねる

ポイント3

ほぐす

逆手とは、巻頭でも書きましたが、これ以上先にいかない限界地点まで手をねじった状態を示します。子どもの頃、喧嘩をして腕をねじあげられ、「痛ててっ」と情けない声を出したことは、男性の方なら経験があるかと思います。要は、その「痛ててっ」と、悲鳴を上げた状態の手および腕。

それがいわゆる「逆手」になります。

この逆手がもたらす効果的な働きは一般にはあまり知られていませんが、先人たちの知恵の結晶である武道、武術の世界で、逆手は非常に基本的な動作であり、たくさんの技に組み込まれています。

また、世界で活躍する超一流アスリートたちも、この逆手がもたらす体への効能を知り、トレーニングに組み入れています。

私も空手道を通し、逆手は人間の秘めた力を発揮する、とても重要な動作であると感じています。

空手の技は、基本的に逆手で構え、反対の逆手へ回転させながら、力を発生させます。つまり、ほとんどの技は、腕を限界地点までねじった状態から反対にねじる限界地点までぐるりと動かしているわけです。

これも第一のポイント「のばす」と第二のポイント「ひねる」でお伝えしたことと同様、日常生活ではほとんど行わない動作です。中でも、この逆手はもっとも行わない動作といってもいいでしょう。

ここで第三のポイント「ほぐす」です。「突き」ストレッチをやることで、縮まった筋肉をのばし、「ひじ打ち」ストレッチでひねりながら全体をゆるめたら、逆手の動きが自然と実感できる「手刀」ストレッチで、ふだん動かさない筋肉までほぐしていきます。

肩をほぐそうと腕をクルクルとまわしただけでは、特に効果はありません。しかし腕を「逆手」に固定したまま動かすと、今まで動くことがなかった可動範囲を動かすことになります。

なんとなく難しそうに感じるかもしれませんが、そんなことはありません。とても簡単なので、まずはとにかく動かしてみましょう。

腕を横にのばし、小指を上、親指を下にし、手のひらが後ろに向くよう限界までひねってみてください。その状態が逆手。そこから親指を三六〇度、円を描くくようにぐるりとまわし、限界で止めてください。その状態もまた逆手。

腕の可動域をくるりと一周したわけです。

このように腕を引いたり、まわしたり、上下に動かすことで、今まで使うことのなかったたくさんの筋肉をほぐしていくのです。

のばし、ひねり、ほぐす。

どんどん可動域を広げ、頑固な肩こりを撃退していきましょう！

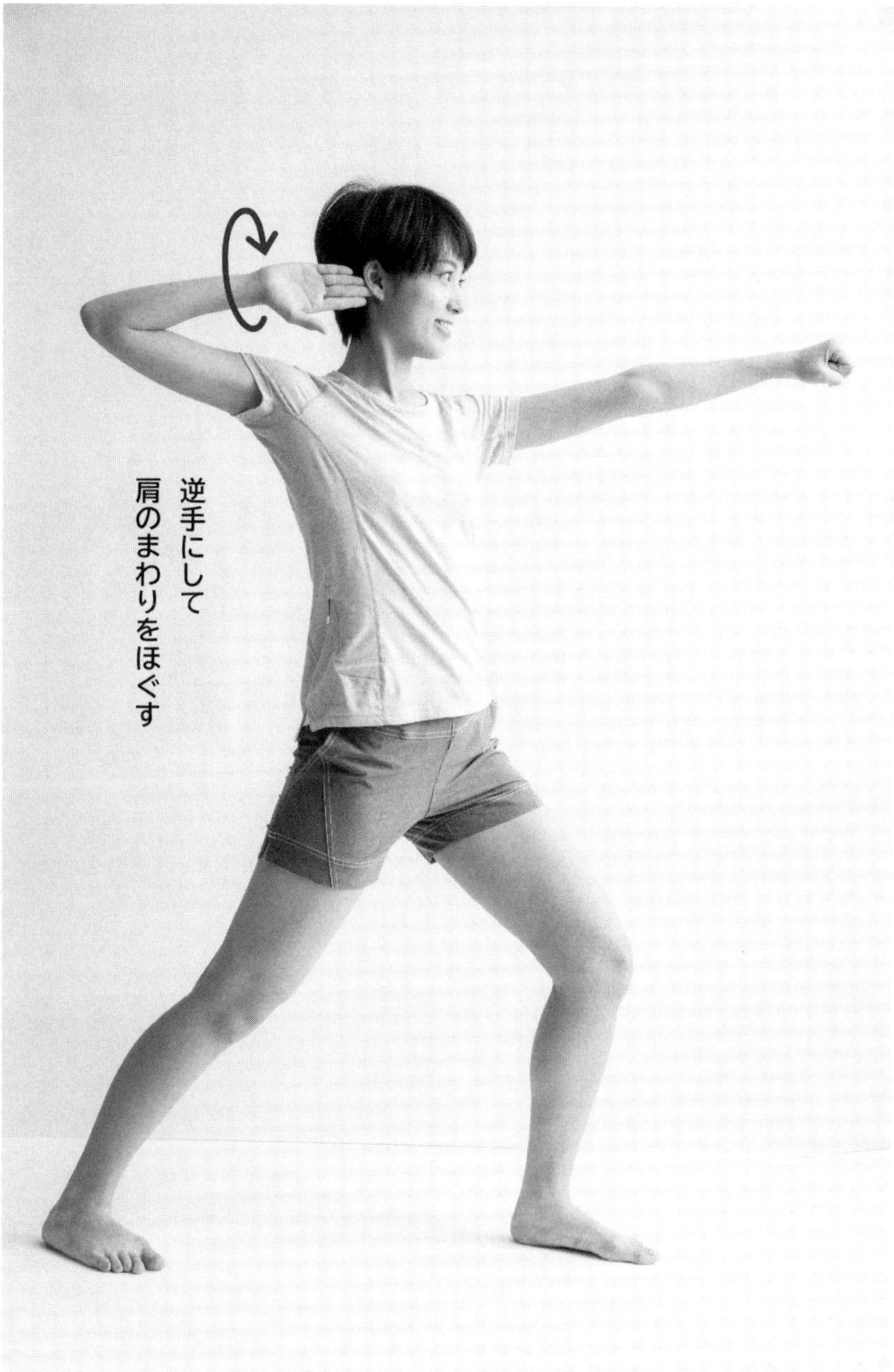
逆手にして
肩のまわりをほぐす

第3章 超簡単！スロー空手ストレッチの実践

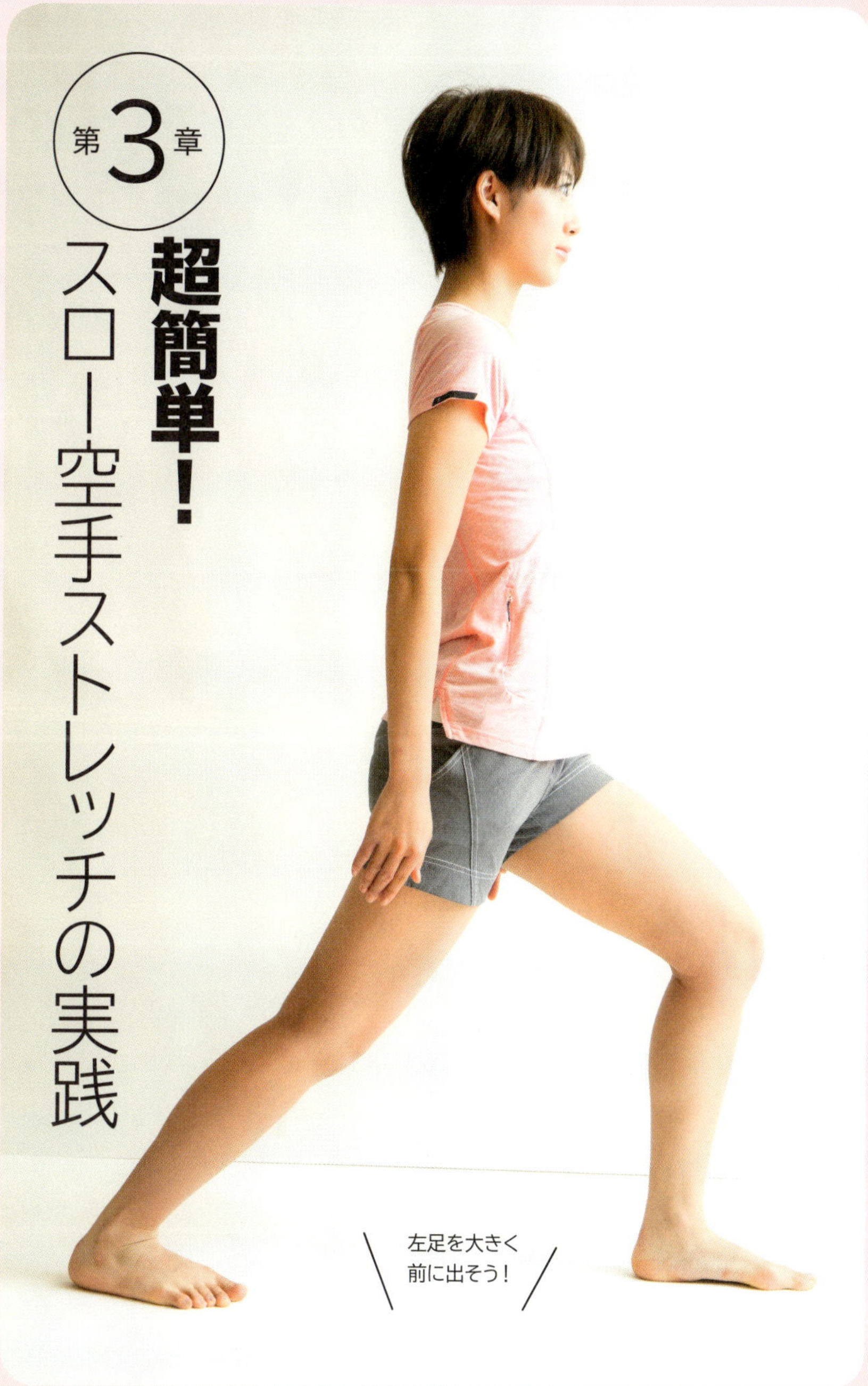

1 のばす効果！

「突き」ストレッチ

前に「のばす」、後ろに「引く」。この動きを繰り返すストレッチです。腕をバランスよく前後にのばしましょう！

●片腕ずつ、のばしてみよう

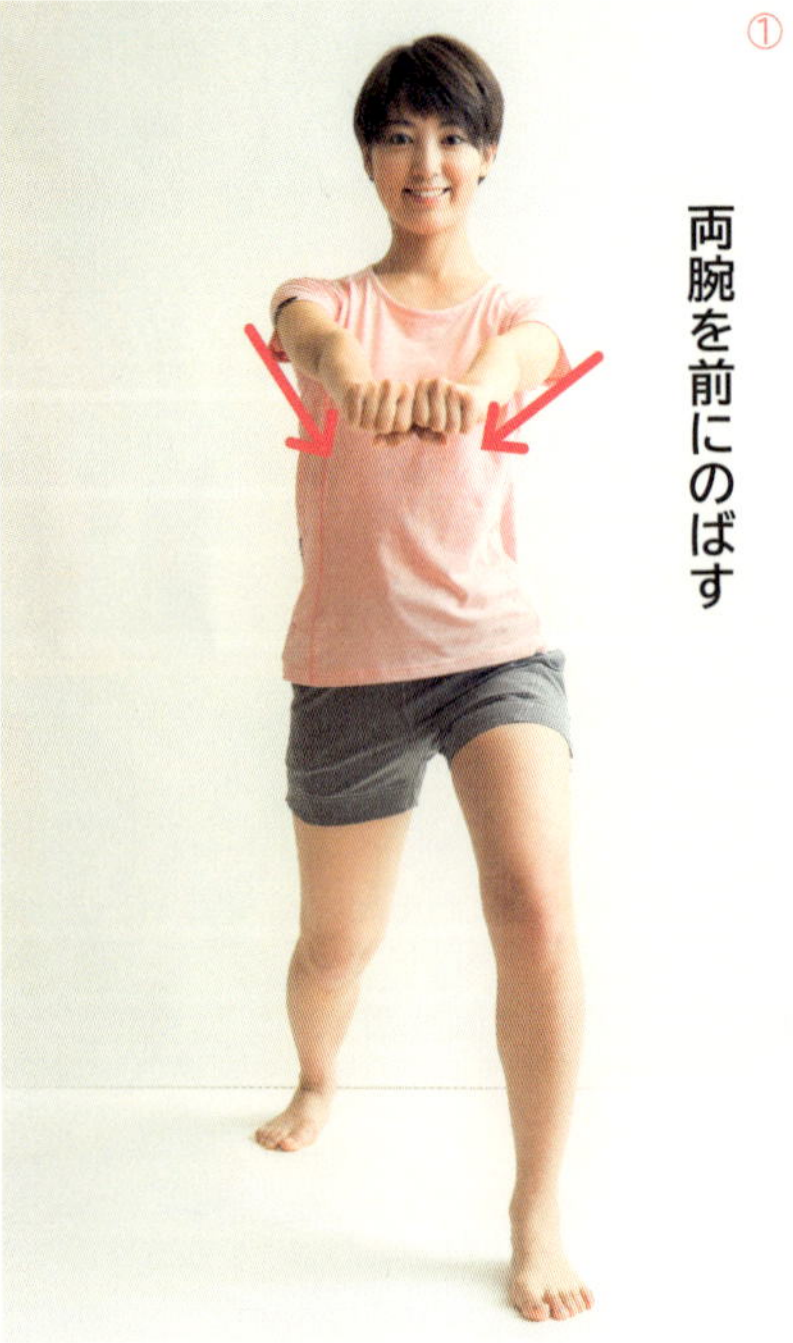

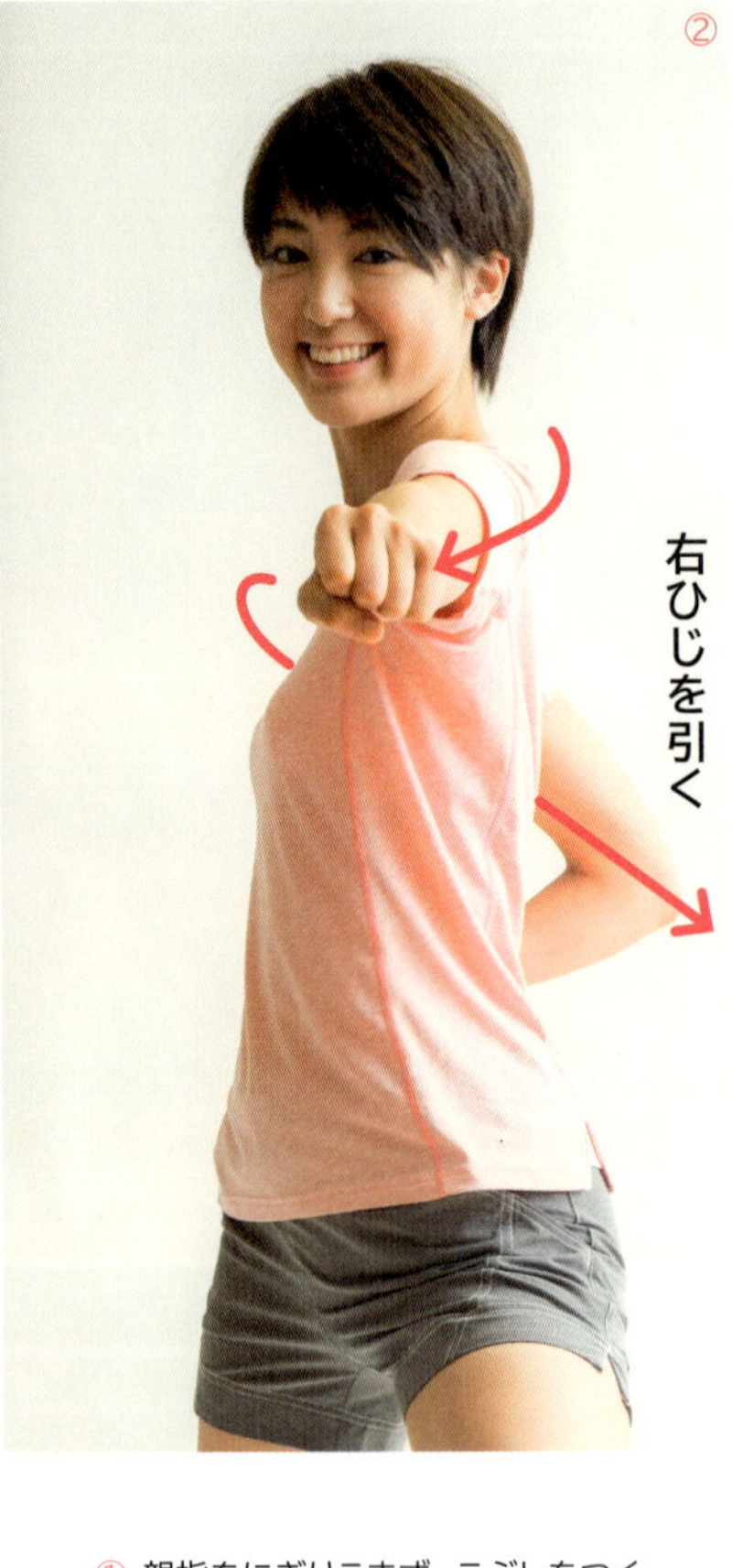

① 親指をにぎりこまず、こぶしをつくり、両腕を胸の前にのばします。
② 右こぶしを、手の甲が下に向くまで回転させながら、ひじを引きます。このとき、左手を体の前に突くようにのばします。

③

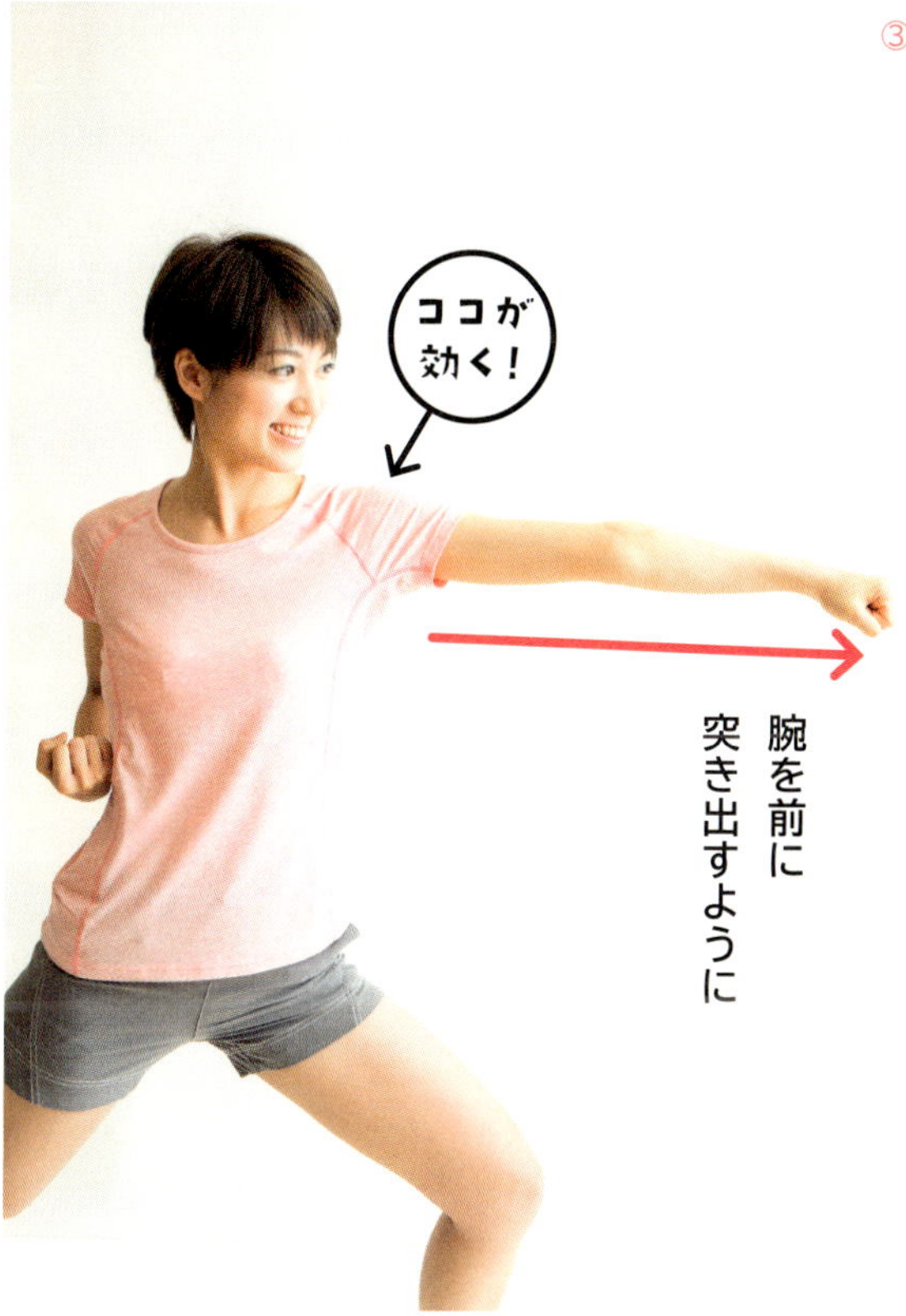
ココが
効く！
腕を前に
突き出すように

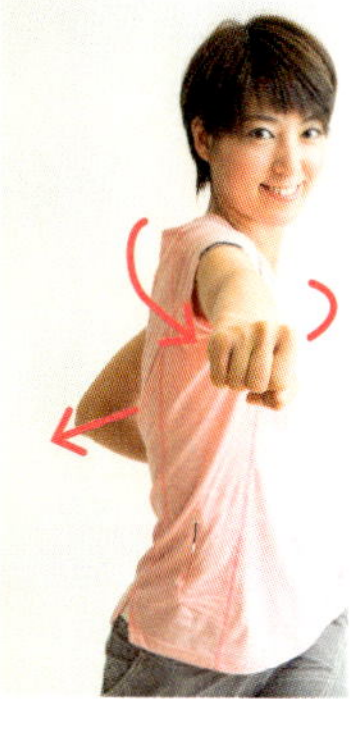
左右の腕を
入れ替えて
やってみよう

③ こぶしを腰まで引きます。引ききったひじが背中にあたるくらいのイメージで。最後に①の位置まで手を戻し、これを繰り返します。

ポイント おへそが真横を向くまでしっかり上体をひねって、背中全体を大きく動かします。

●交互にのばしてみよう

① 親指をにぎりこまず、こぶしをつくり、右腕を胸の前にのばします。左手のこぶしは腰にあてておきます。

② 右こぶしを、手の甲が下に向くまで回転させながらひじを引き、左腕を体の前に押し出してのばします。

③ ②とは逆に左腕を引き、右腕を前にのばし、これを繰り返します。

①

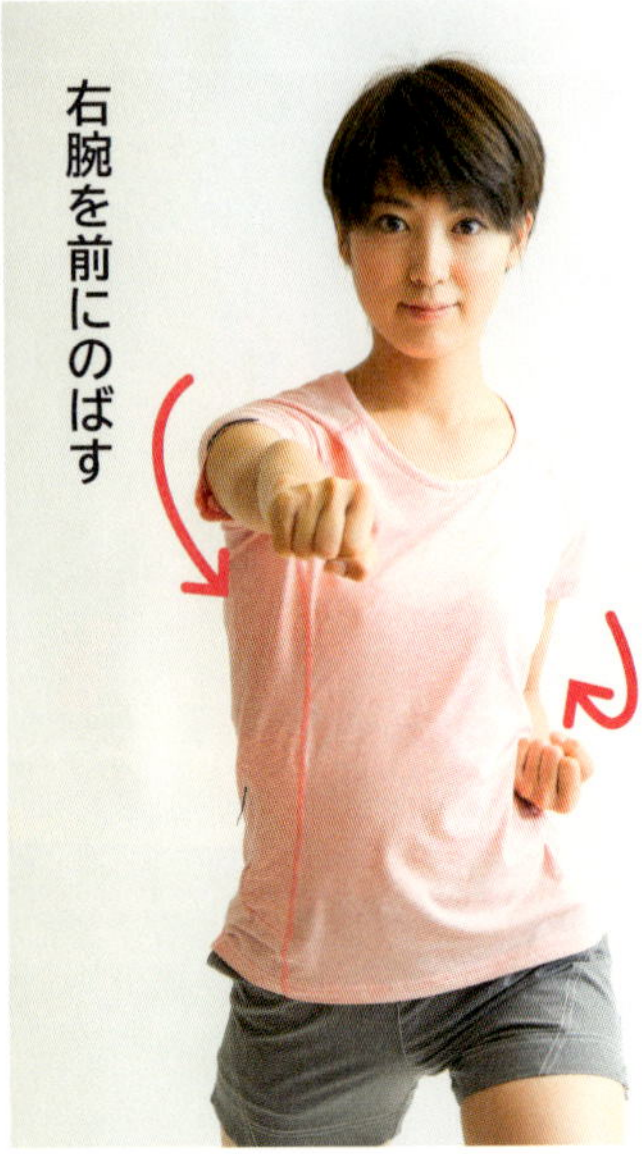
右腕を前にのばす

②

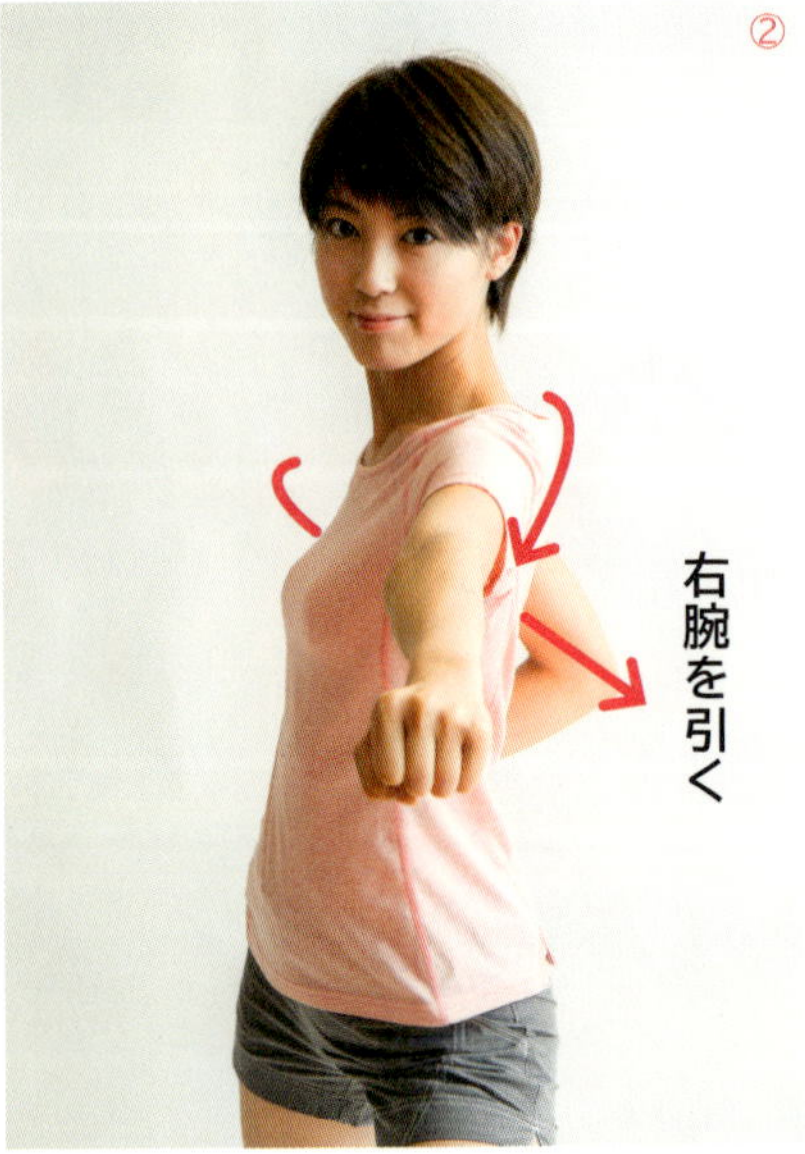
右腕を引く

③

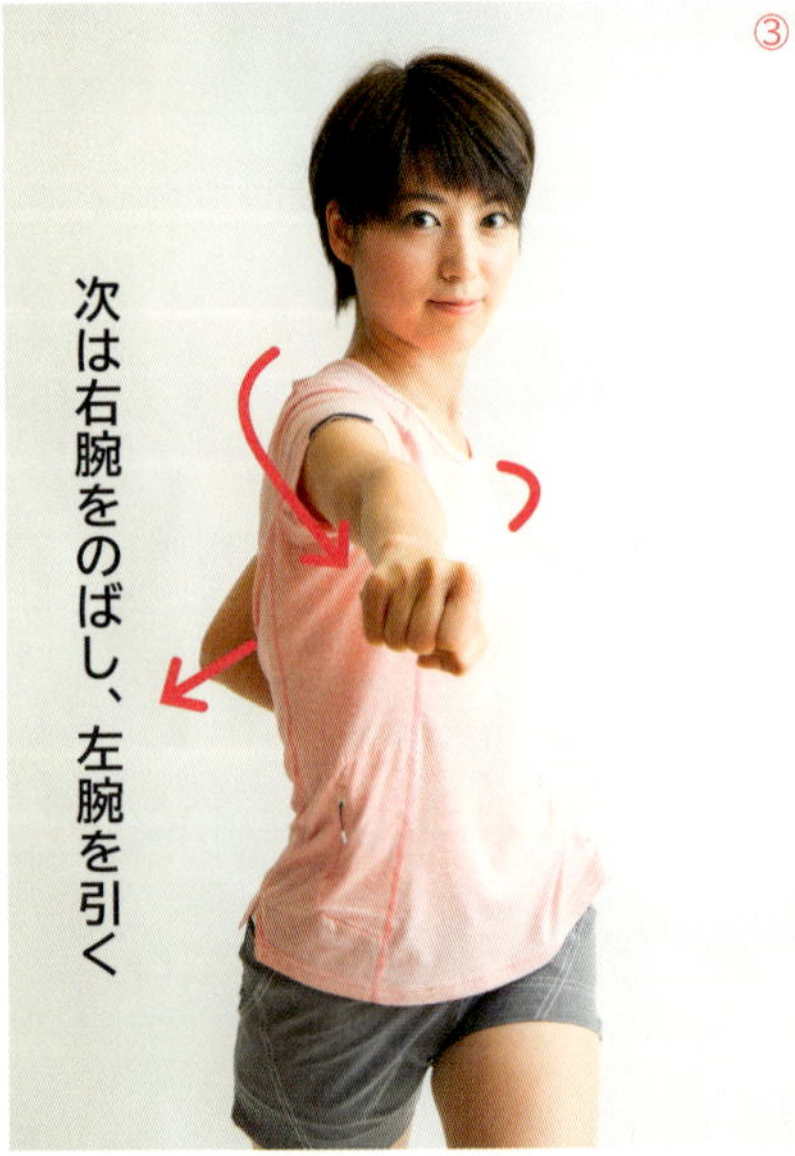
次は右腕をのばし、左腕を引く

ポイント　前にのばした腕、後ろに引いた腕が、それぞれ遠くに引っ張り合うようにしましょう。

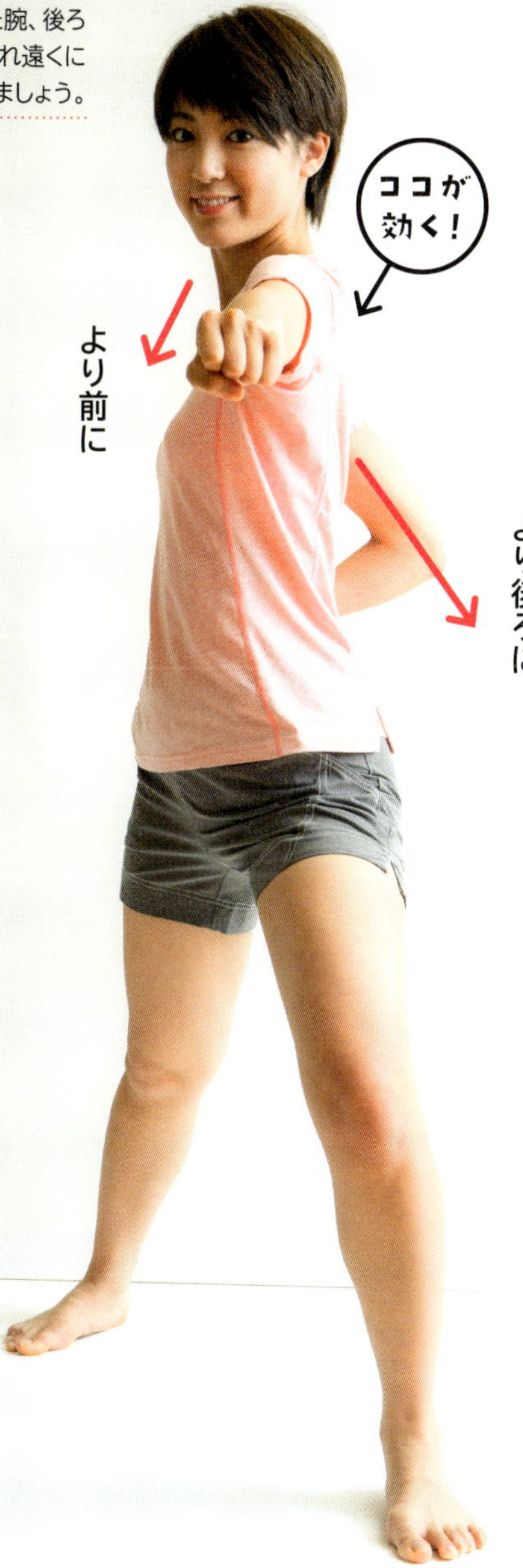

●交互に上にのばしてみよう

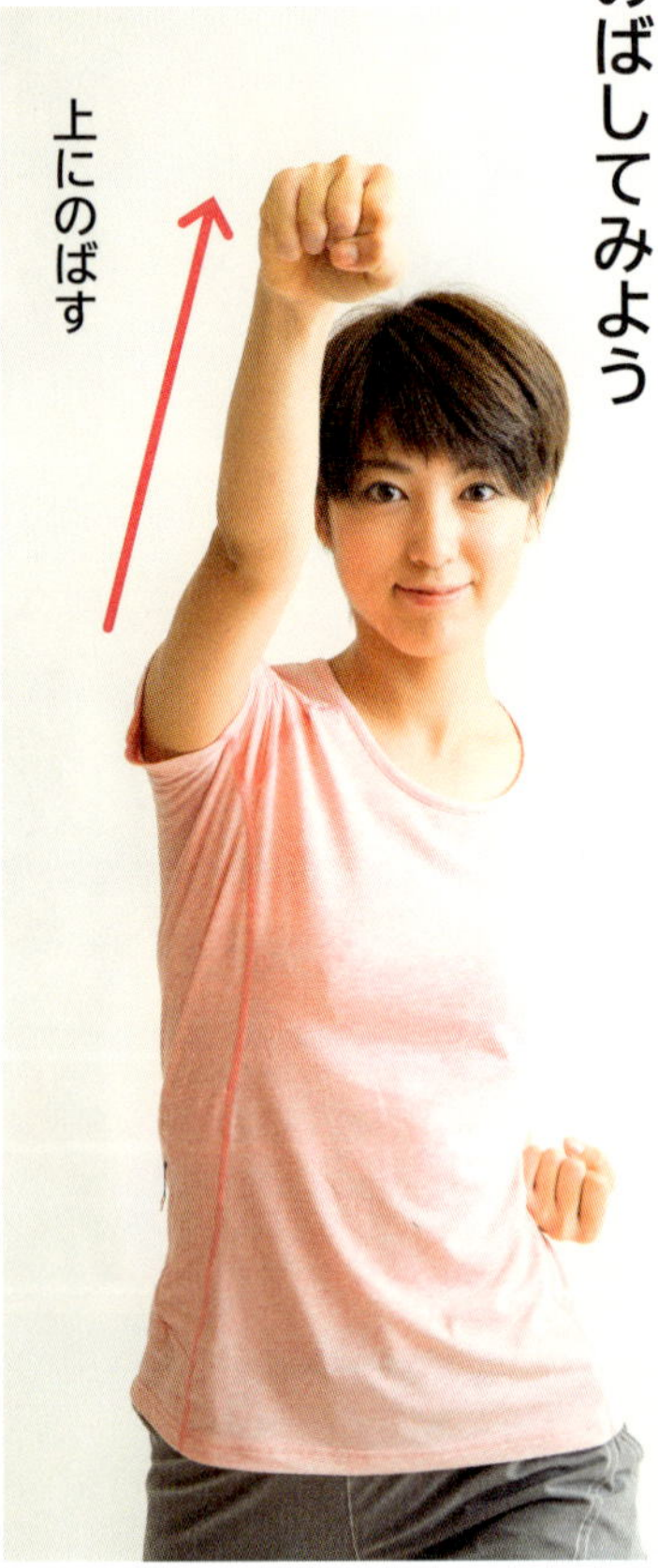

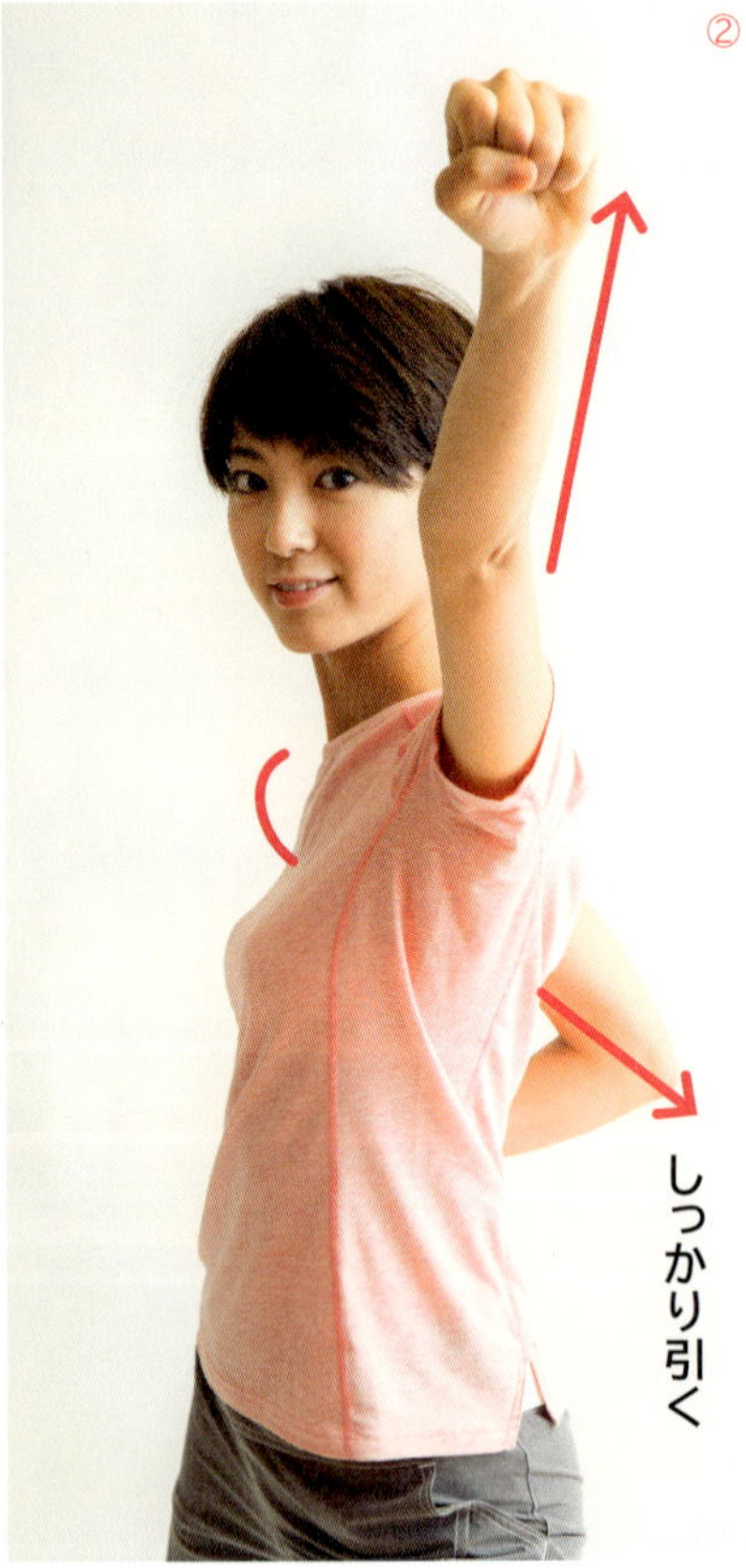

① 親指をにぎりこまず、こぶしをつくって手の甲を上にし、右腕をおでこの上に向けのばします。左手のこぶしは腰にあてます。
② 右こぶしを、手の甲が下に向くまで回転させながらひじを引き、左腕をおでこの上に向けて斜め前に押し出します。

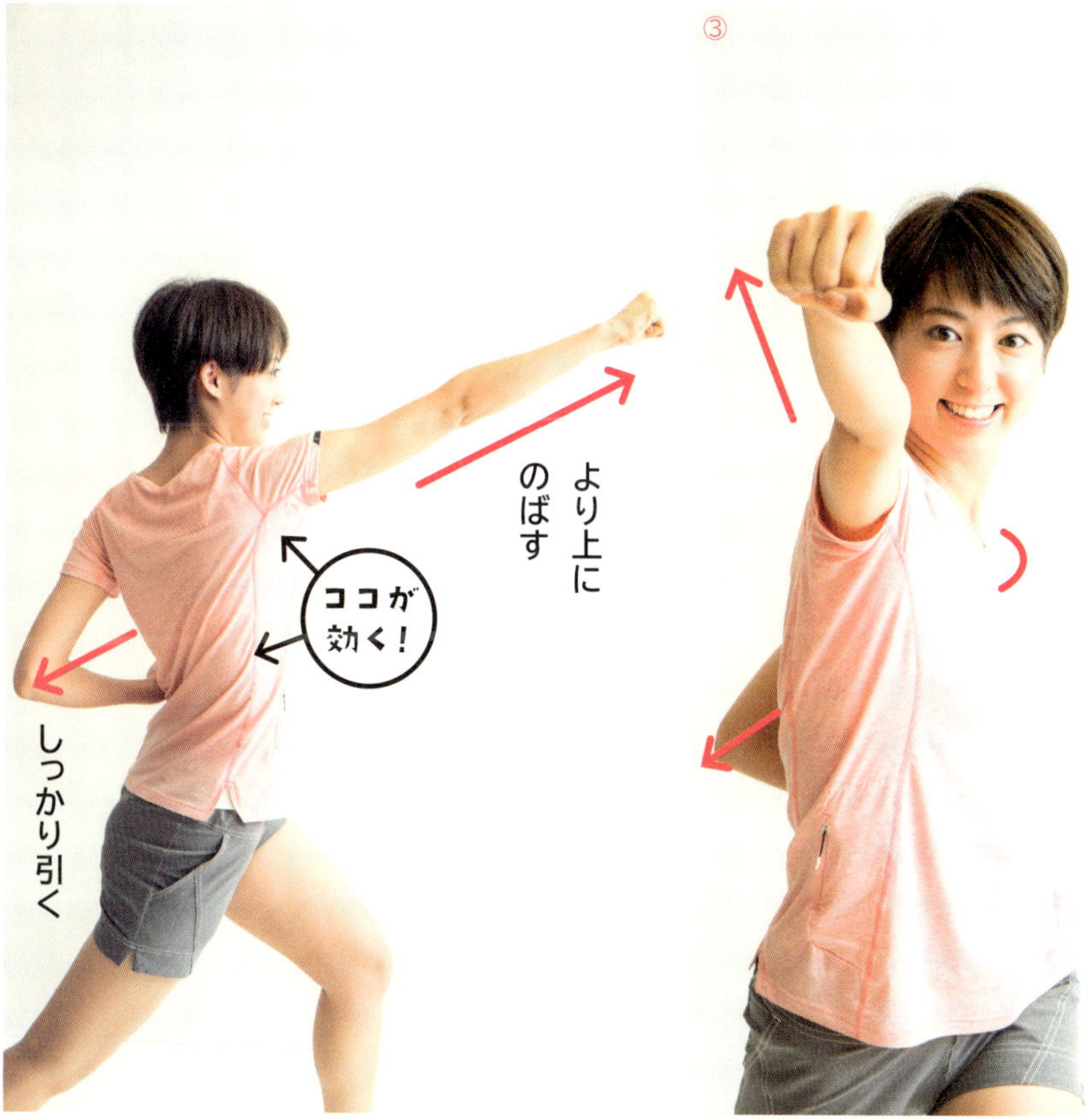

③ ②とは逆に左腕を引き、右腕を上に向けてのばし、これを繰り返します。

ポイント のばした腕に、腰や脇が引っ張られて、体全体がのびるのを感じよう。

2 ひねる効果！「ひじ打ち」ストレッチ

ひじを上下、左右に動かし、肩や肩甲骨のまわり、腰などをひねるストレッチです。簡単な動きで肩が軽くなります！

●ひじを上に上げてみよう

②

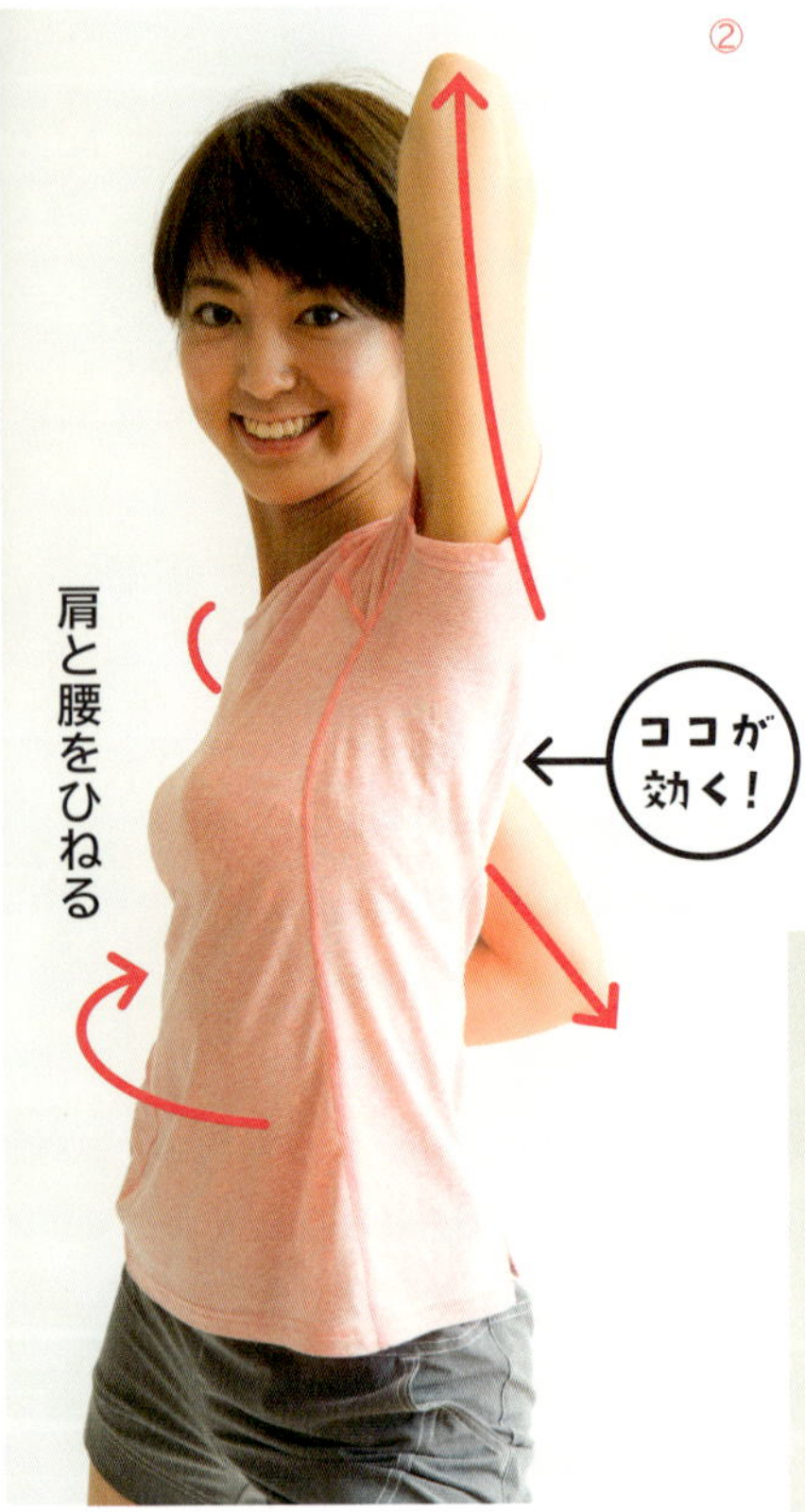
肩と腰をひねる
ココが効く！

①

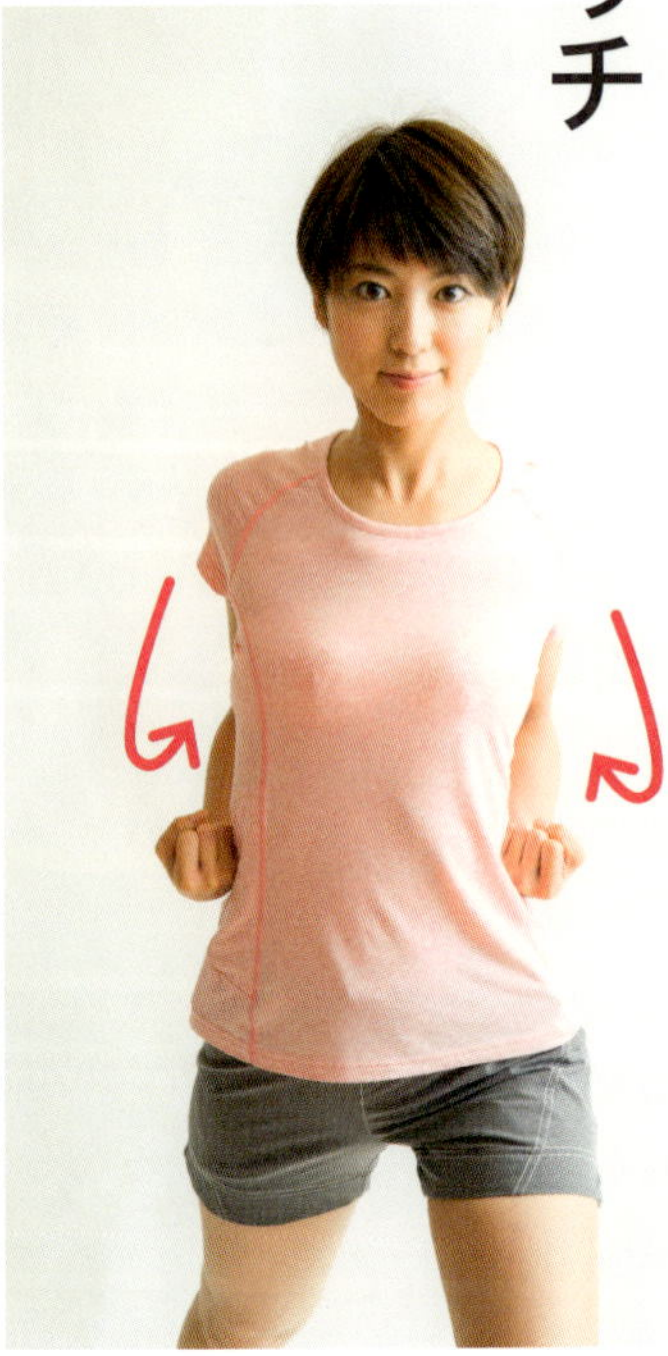
腰までこぶしを引く

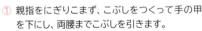

① 親指をにぎりこまず、こぶしをつくって手の甲を下にし、両腰までこぶしを引きます。
② 左ひじを曲げたまま、こぶしが肩にあたるまでひじを上げます。同時に肩と腰をひねり、右ひじを背骨にあてるイメージで、右腕を後ろに大きく引きます。

58ページに続きます

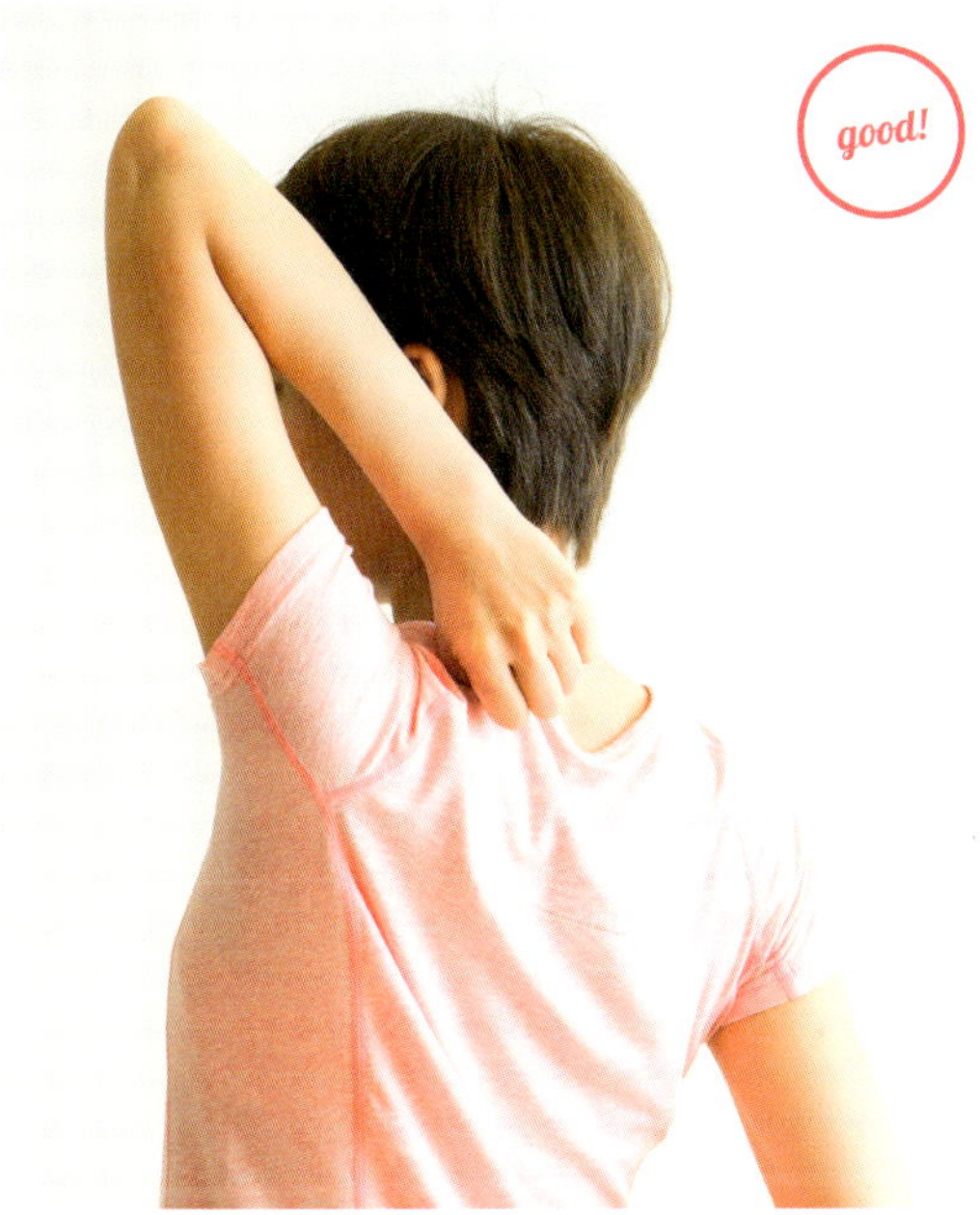

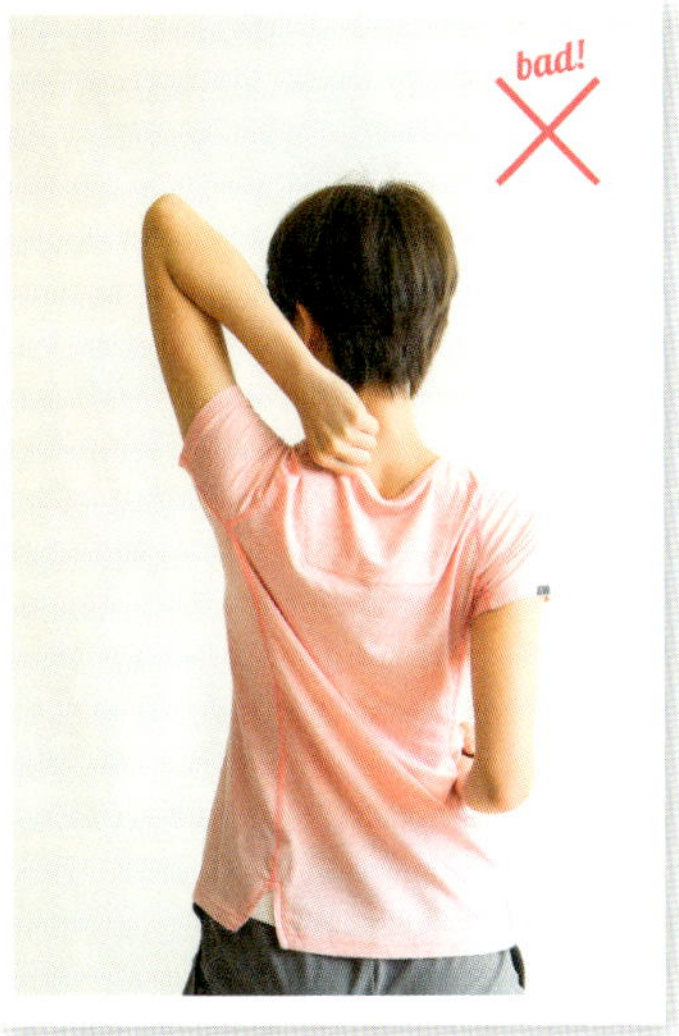

ひじを引き上げるときは、こぶしを肩にあて、なるべくひじが開かないよう意識します。こぶしがあたらなかったり、下のひじの引き方が少ないと、肩や腰をひねる効果が減ってしまいます。

③ 上げた左腕を左腰の位置までおろしながら、同時に右腕を脇をしめたまま上げていきます。

56ページからの続き

③

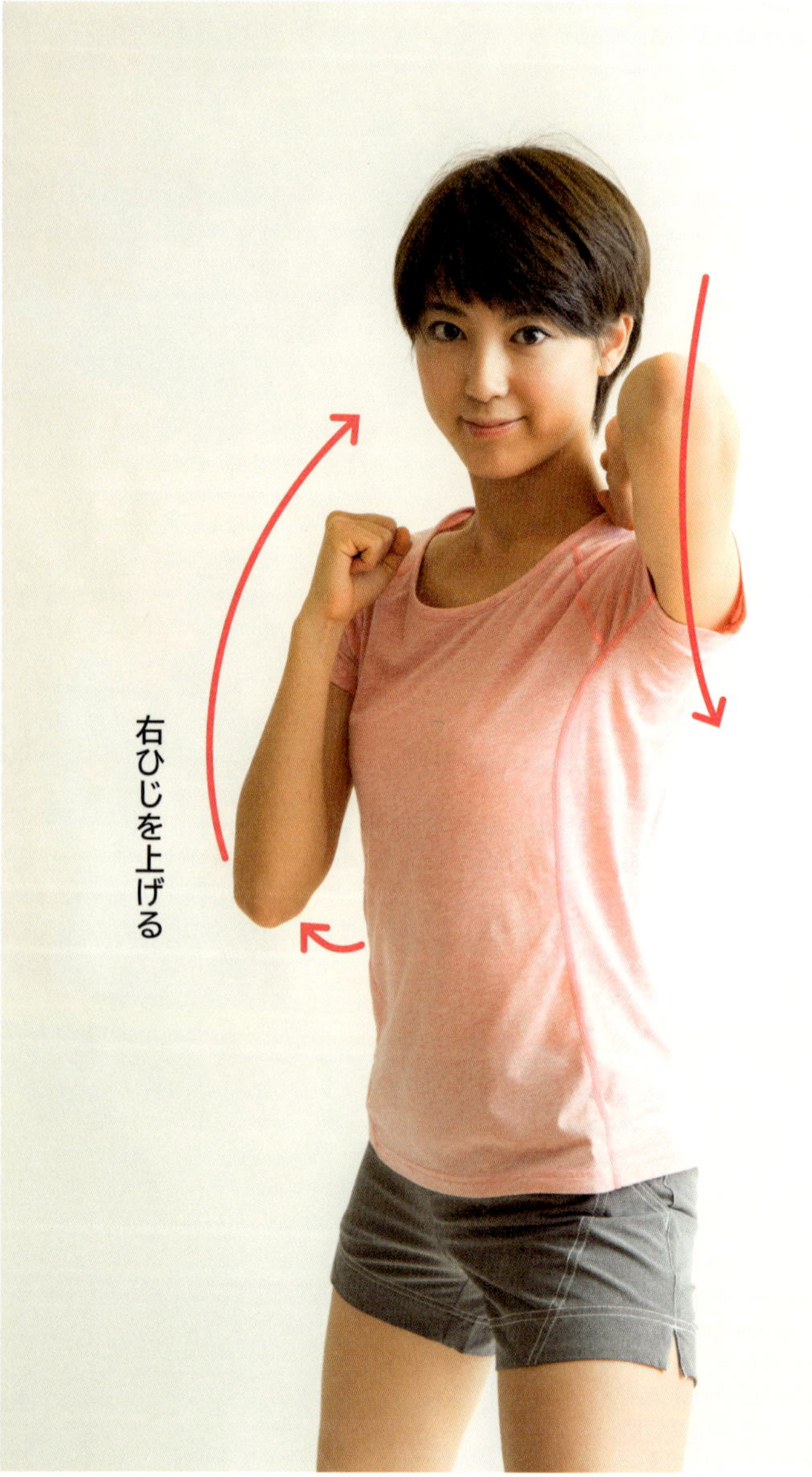

④ 左ひじを背骨にあてるイメージで、しっかりと引きます。右腕を耳から離れないよう引き上げながら肩と腰をひねる。これを繰り返します。

ポイント　両ひじを上下に動かすときに、肩甲骨のまわりが動くようにしっかりひねります。

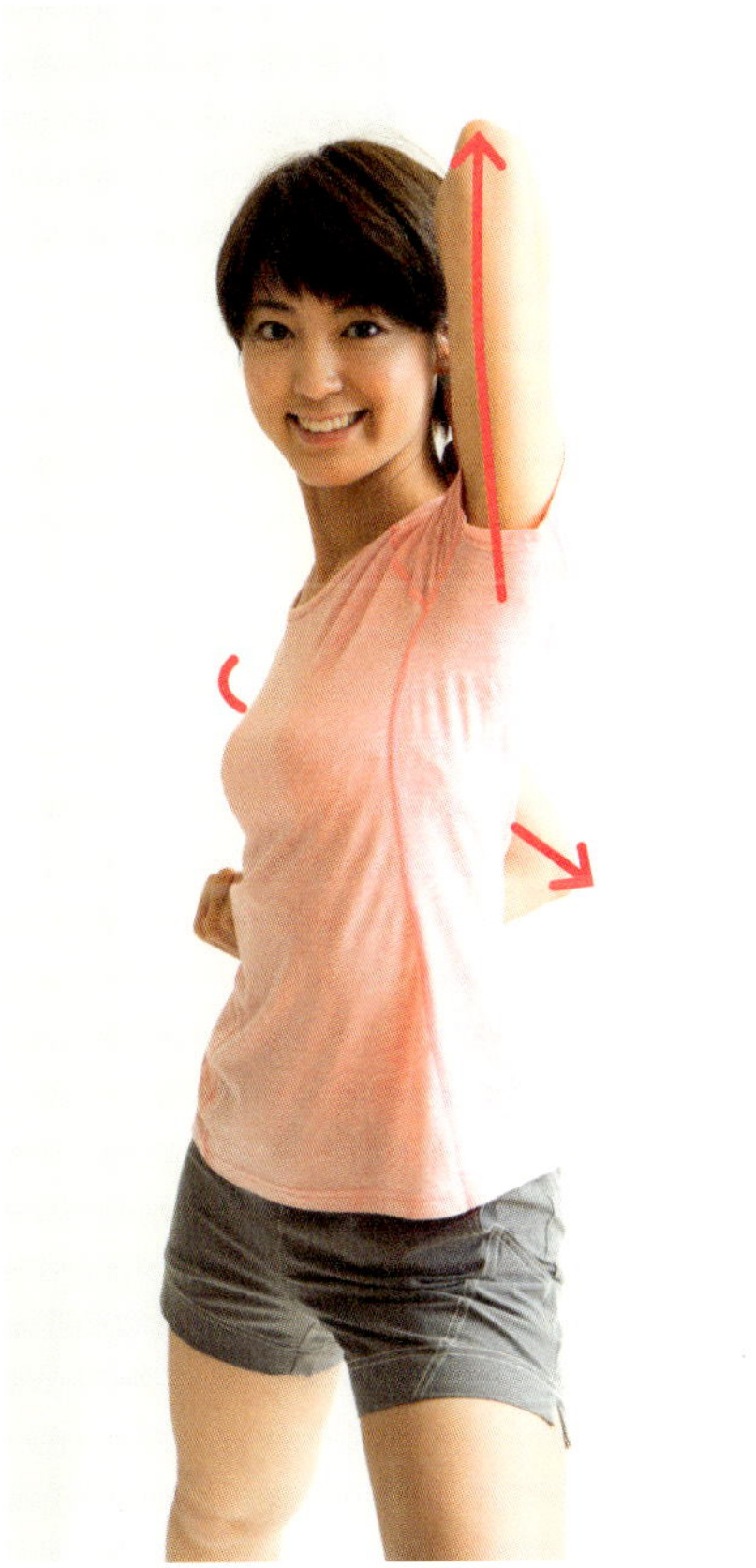

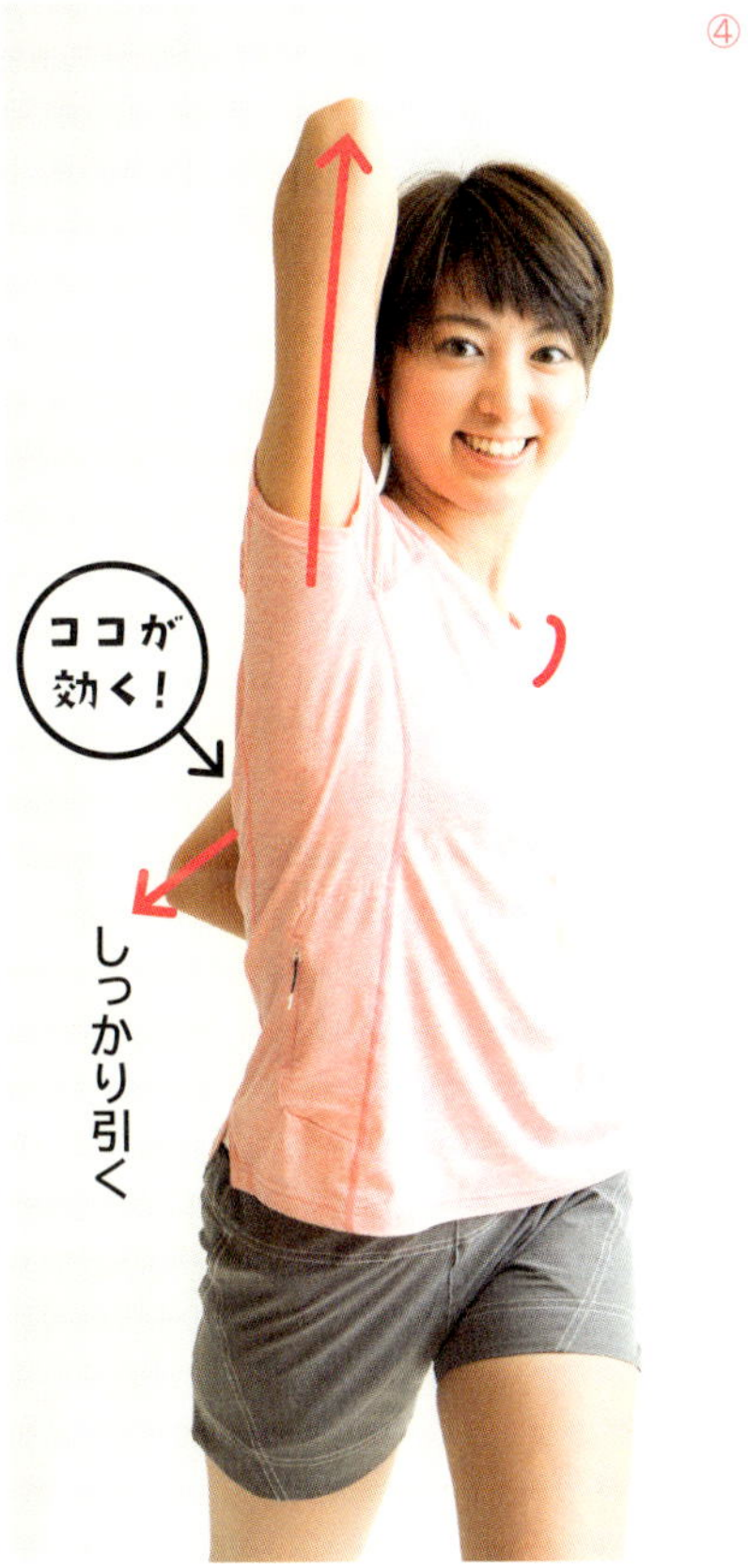

●ひじを前にまわしてみよう

① 右手は親指をにぎりこまず、こぶしをつくって手の甲を下にし、右腰まで引き、左手を右こぶしに添えます。

② こぶしを手にあてたまま、左手が中心となるイメージで右ひじを前にまわします。まわす途中でこぶしの手の甲が上に向いてきます。

①

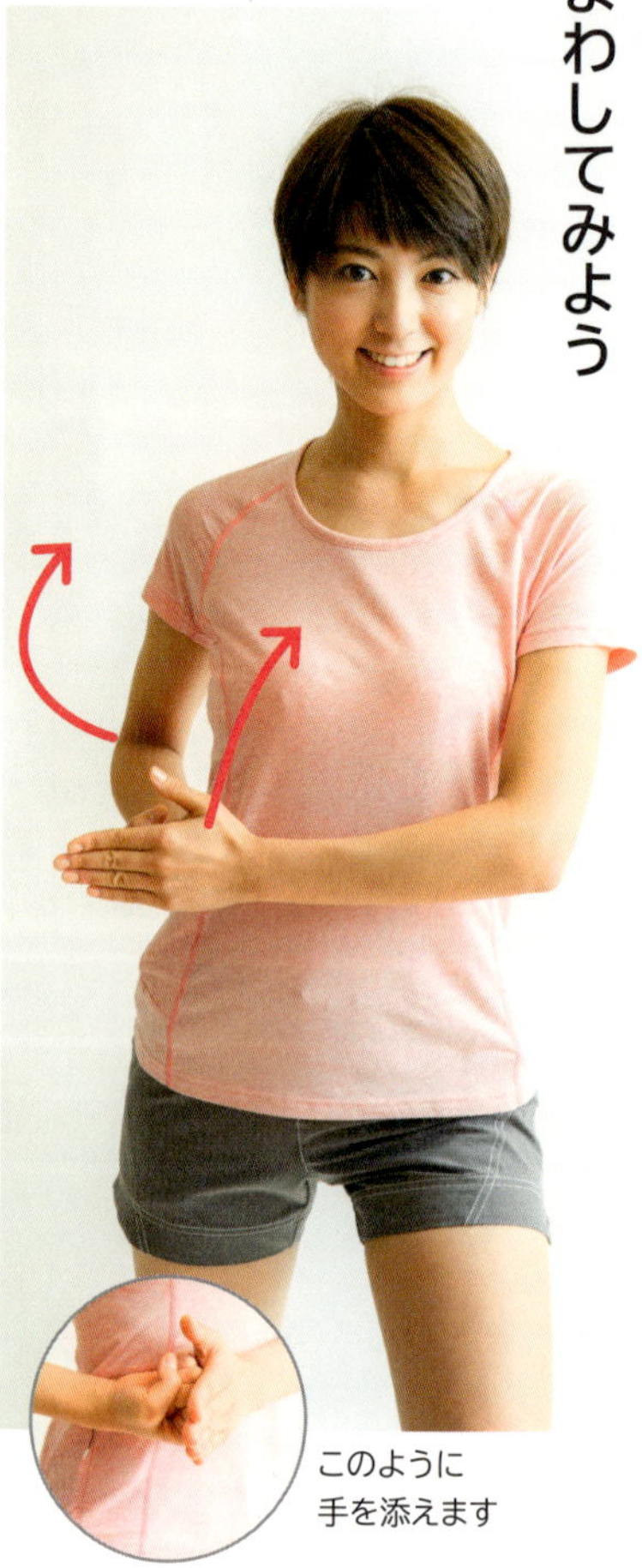

このように
手を添えます

②

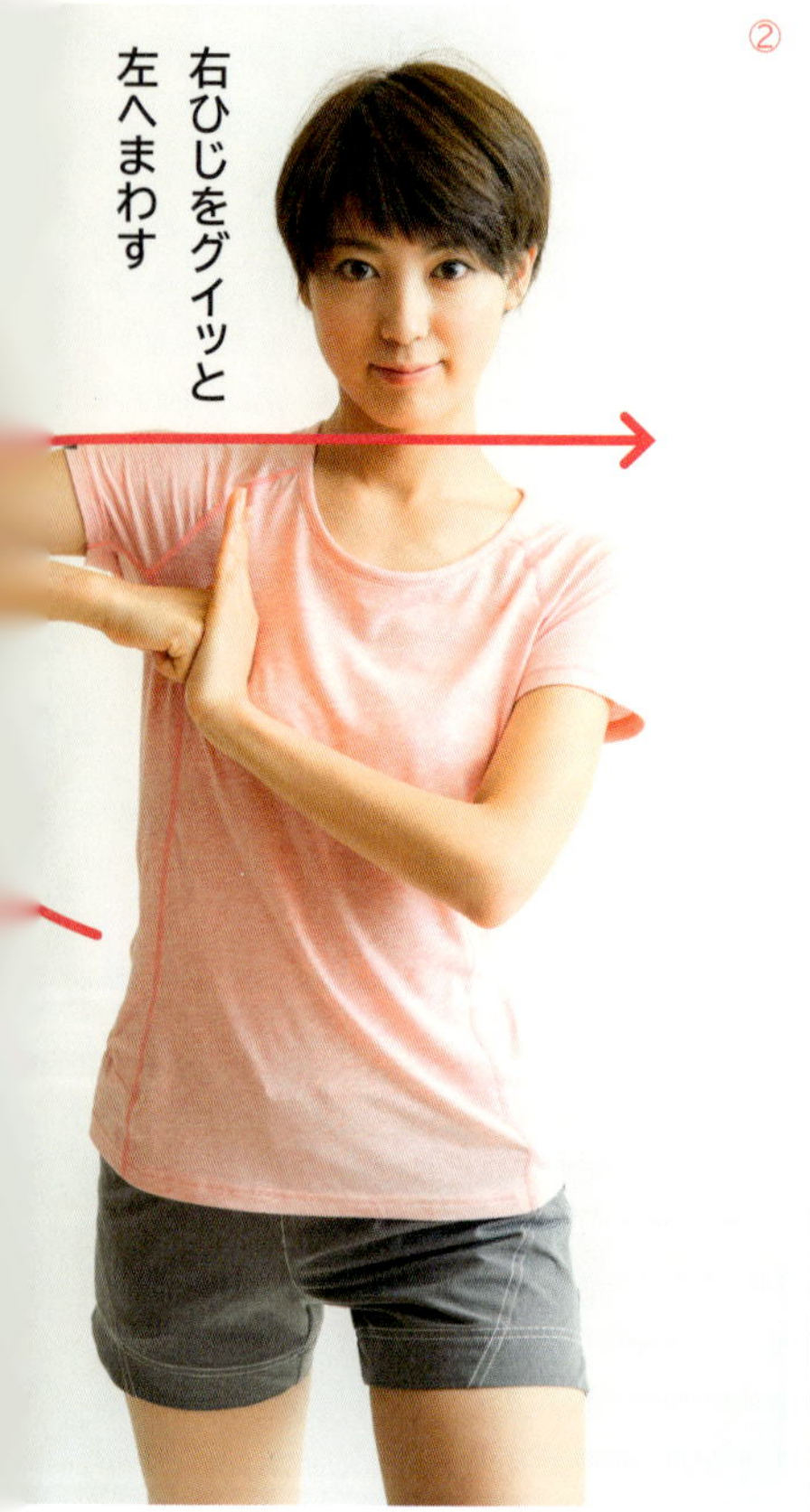

③ 添えた左手は右胸に当て、右ひじは半円を描くようにできるだけ前に動かします。ここからまた①の状態に戻し、これを繰り返します。

ポイント 右ひじを曲げ左手を中心にして、ひじをまわします。腕の動きに合わせ、肩や腰もしっかりひねりましょう。

左右の腕を入れ替えてやってみよう

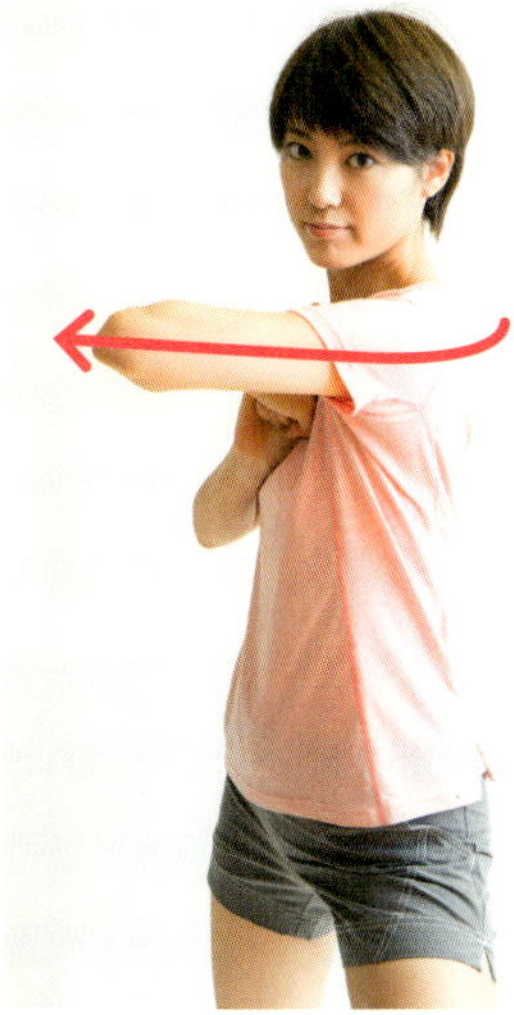

③

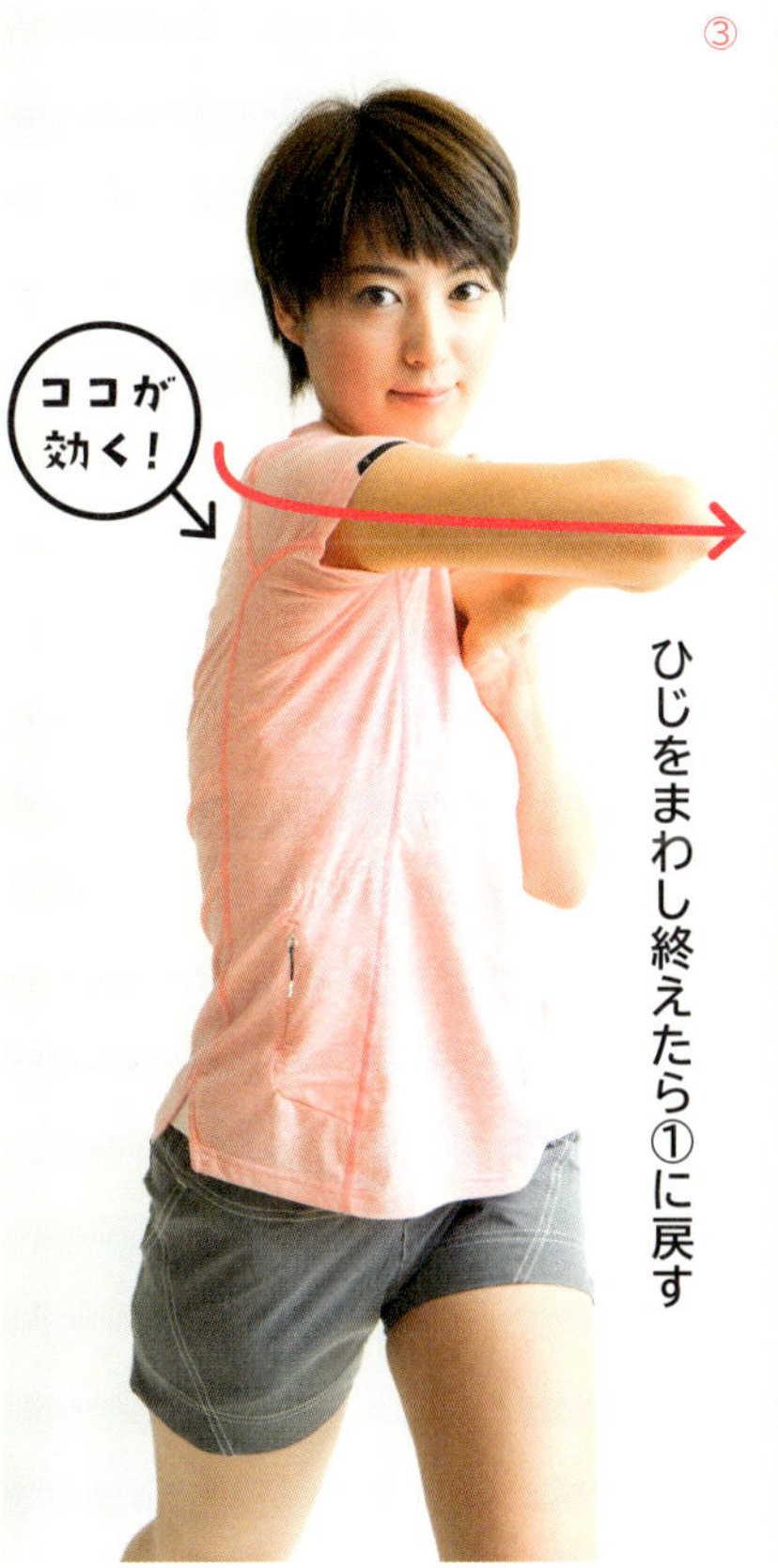

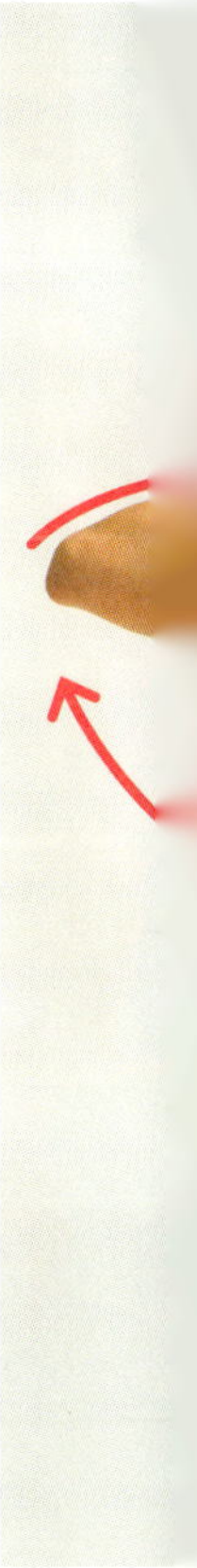

●ひじを後ろにまわしてみよう

① 右手は親指をにぎりこまず、こぶしをつくって手の甲を上にし、左腰にこぶしをあてます。左手を右こぶしに添えます。
② 右こぶしを左手にあてたまま押し上げるように、右ひじを肩の後方めがけ動かし、顔の高さまでもっていきます。

①

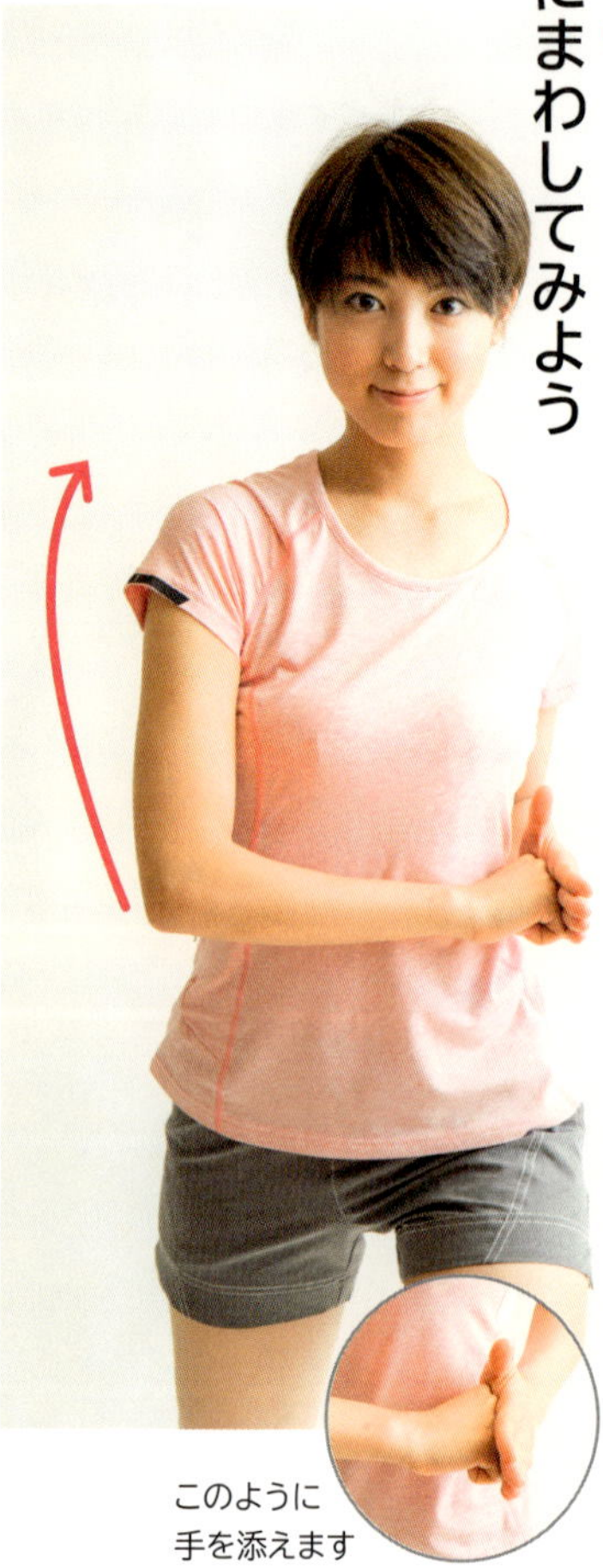

このように手を添えます

②

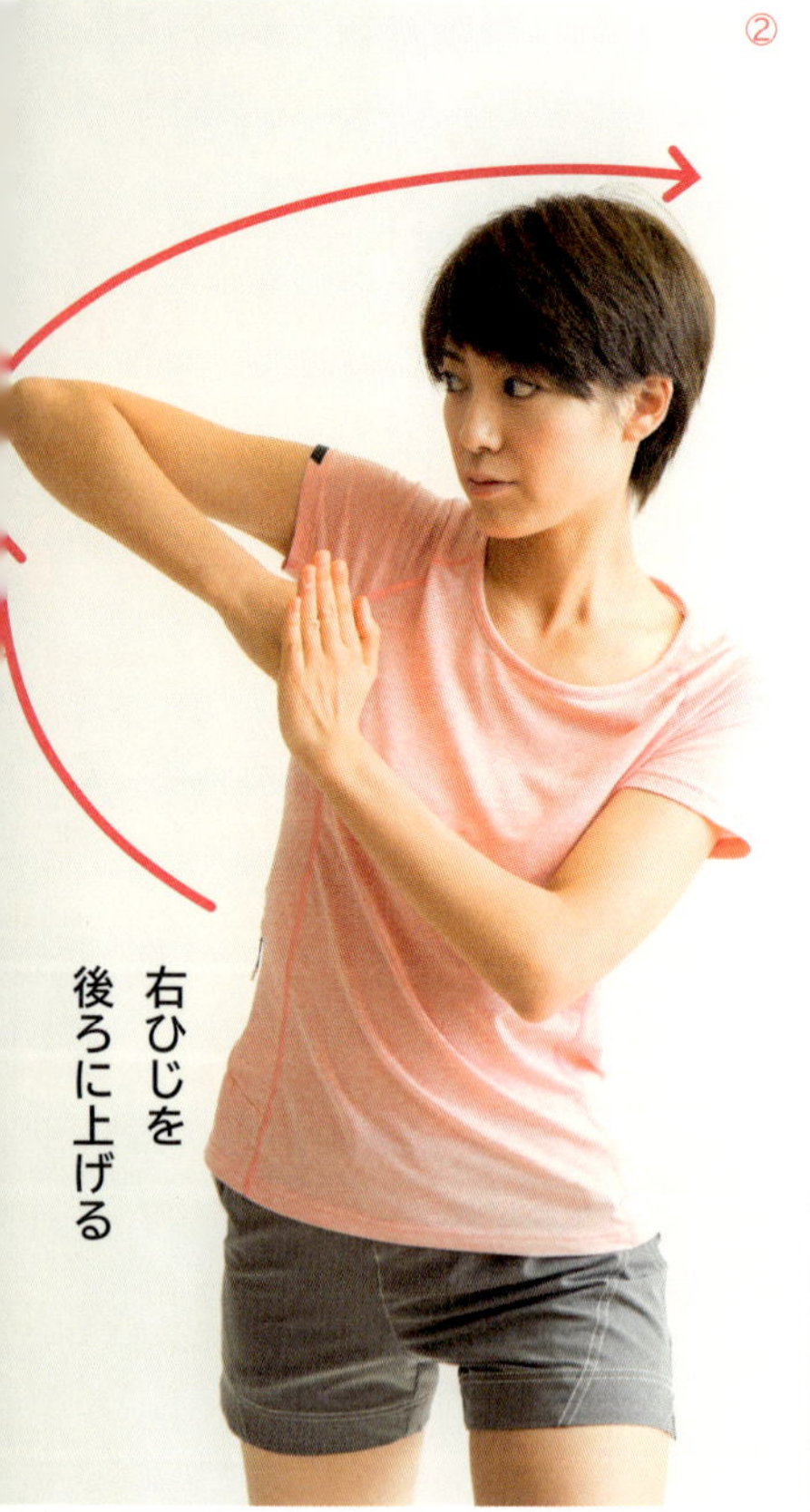

③ 上体をしっかりひねり、頭の後ろをめがけて右ひじをまわします。ここからまた①の状態に戻し、これを繰り返します。

ポイント ひじの位置が高くなるよう、こぶしを押し上げながらまわします。

左右の腕を入れ替えてやってみよう

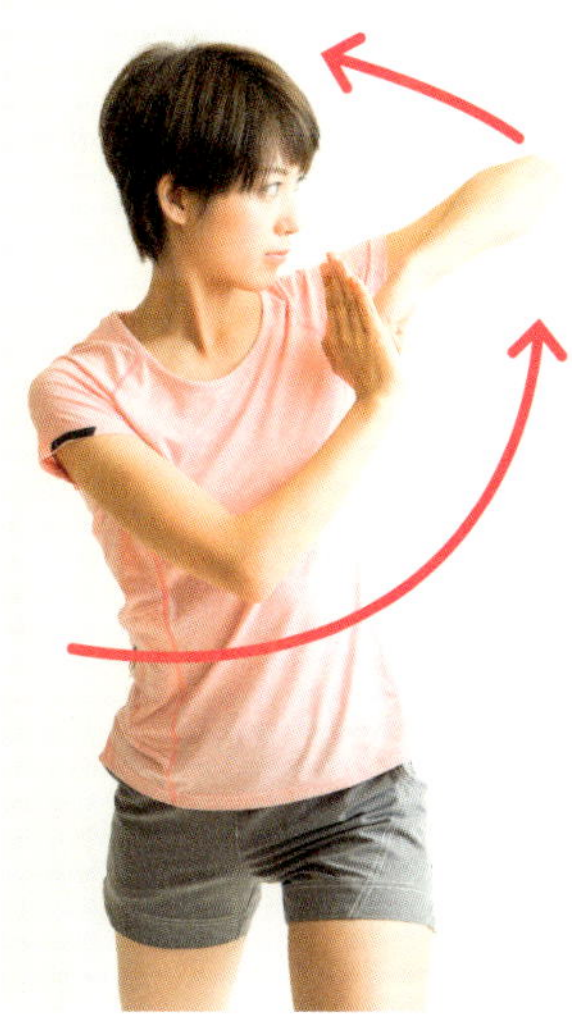

③

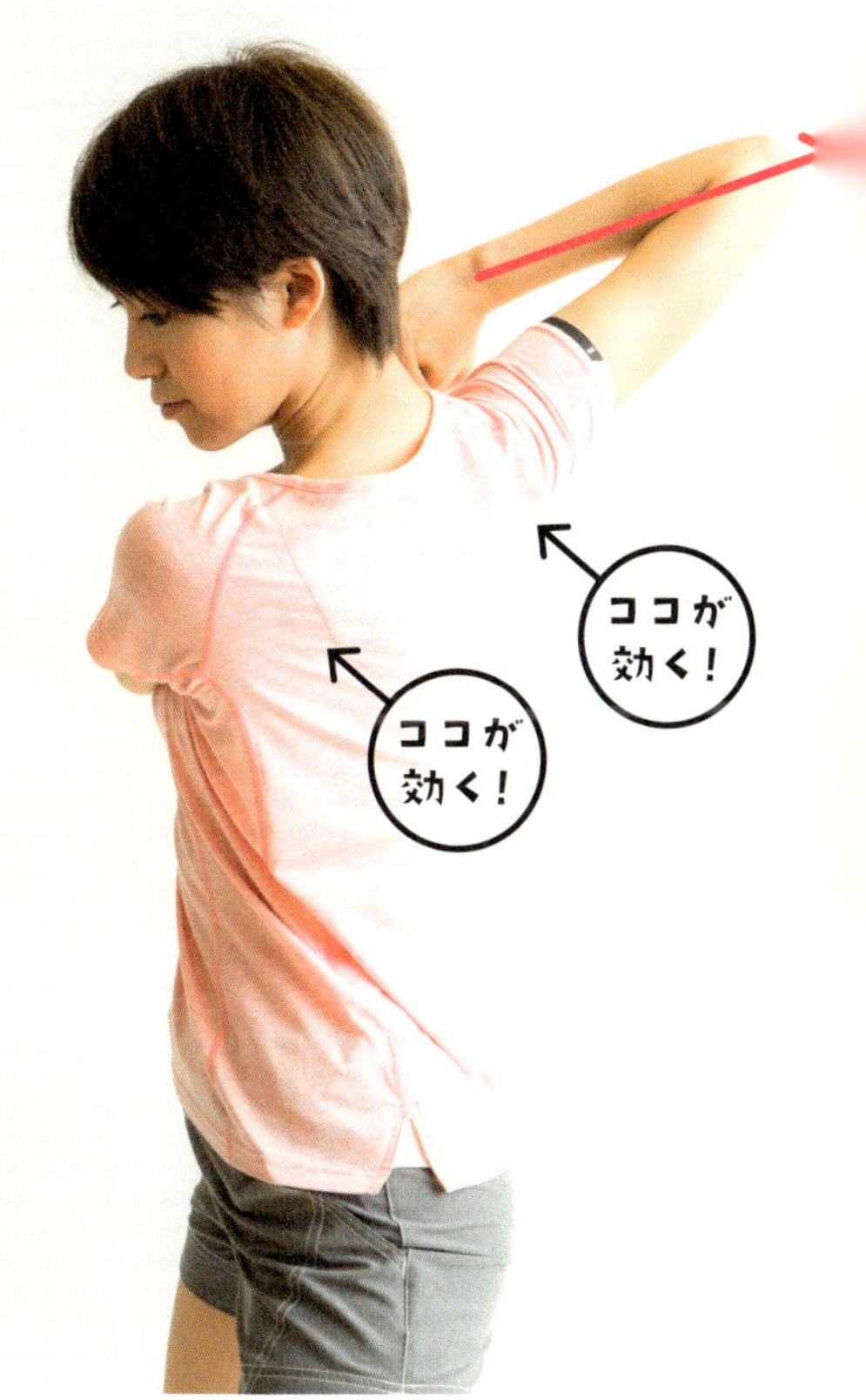

3 ほぐす効果！

「手刀」ストレッチ

手のひらを返したり、腕全体を可能なかぎりねじるストレッチです。硬くなりがちな肩甲骨まわりをほぐしましょう！

●外からまわしてみよう

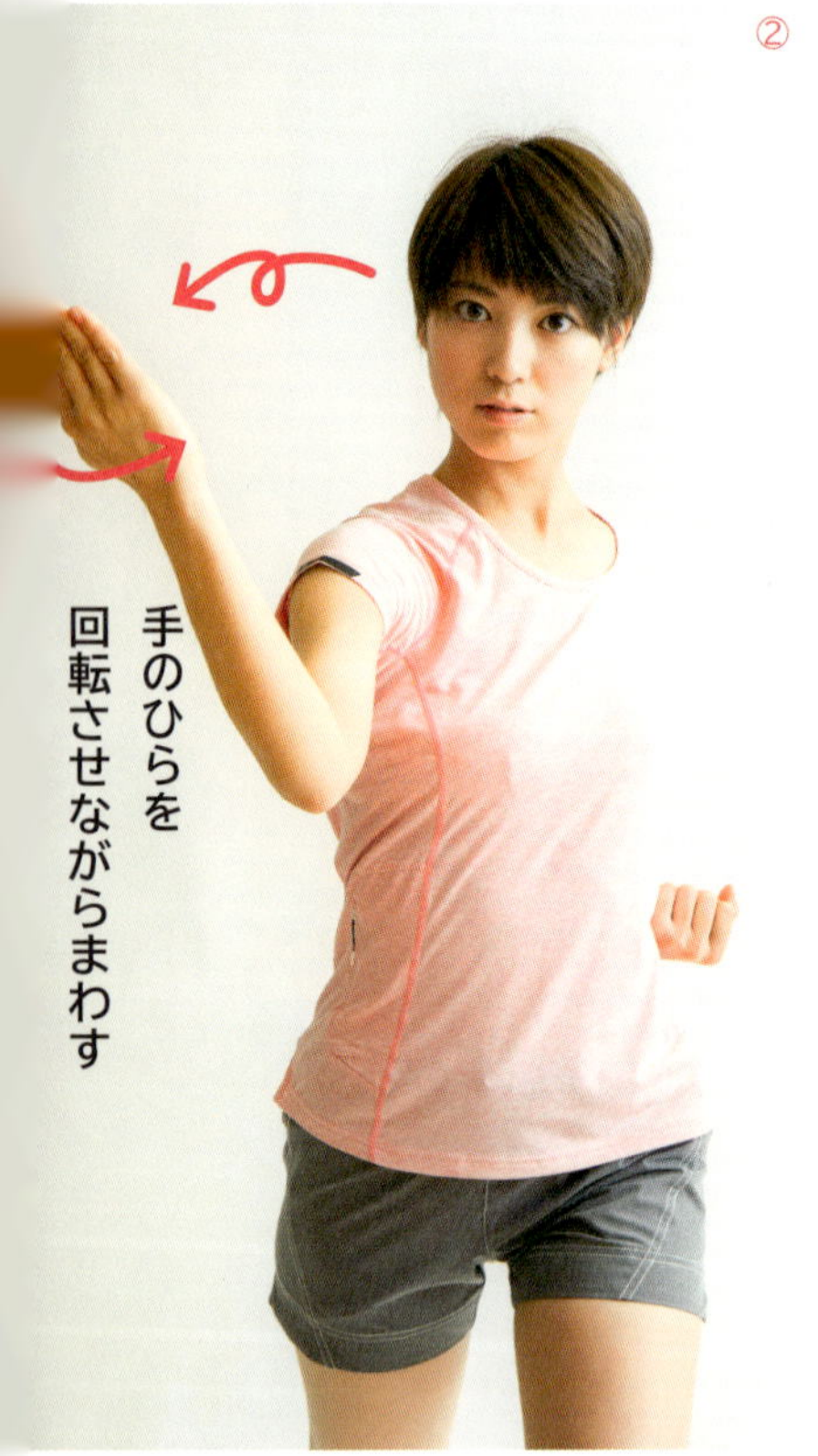

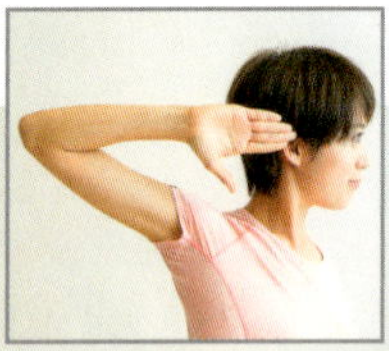

上に上げる腕の位置

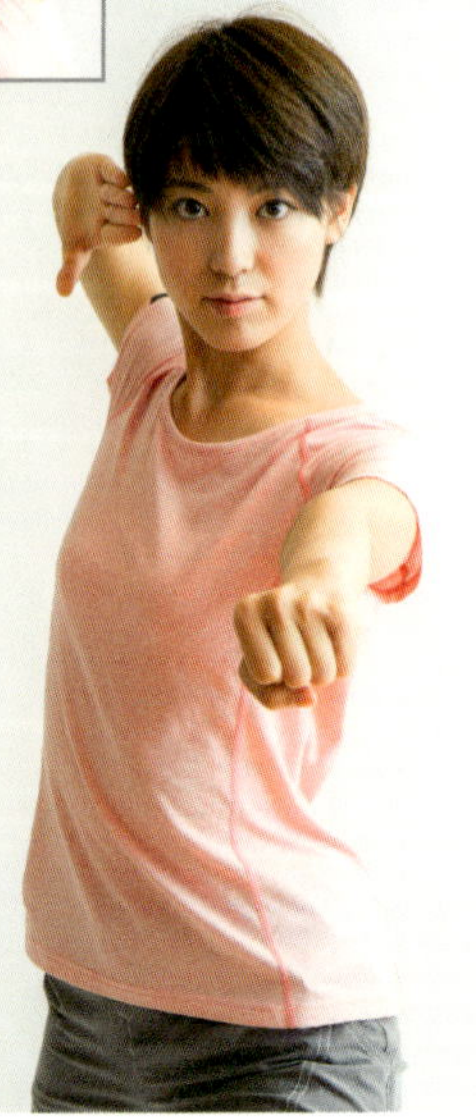

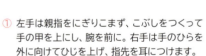

① 左手は親指をにぎりこまず、こぶしをつくって手の甲を上にし、腕を前に。右手は手のひらを外に向けてひじを上げ、指先を耳につけます。
② 左こぶしを、手の甲が下に向くまで回転させてひじを引きます。右手は小指側から前にくるよう手のひらを回転させながら、まわします。

③ 右腕を前に大きくのばします。親指を下、小指を上に向けるようねじり、引いた左ひじが背骨にあたるイメージで脇をしめます。ここからまた①の位置に戻し、これを繰り返します。

ポイント 耳の横から体の前まで、手のひらをしっかりと回転させます。

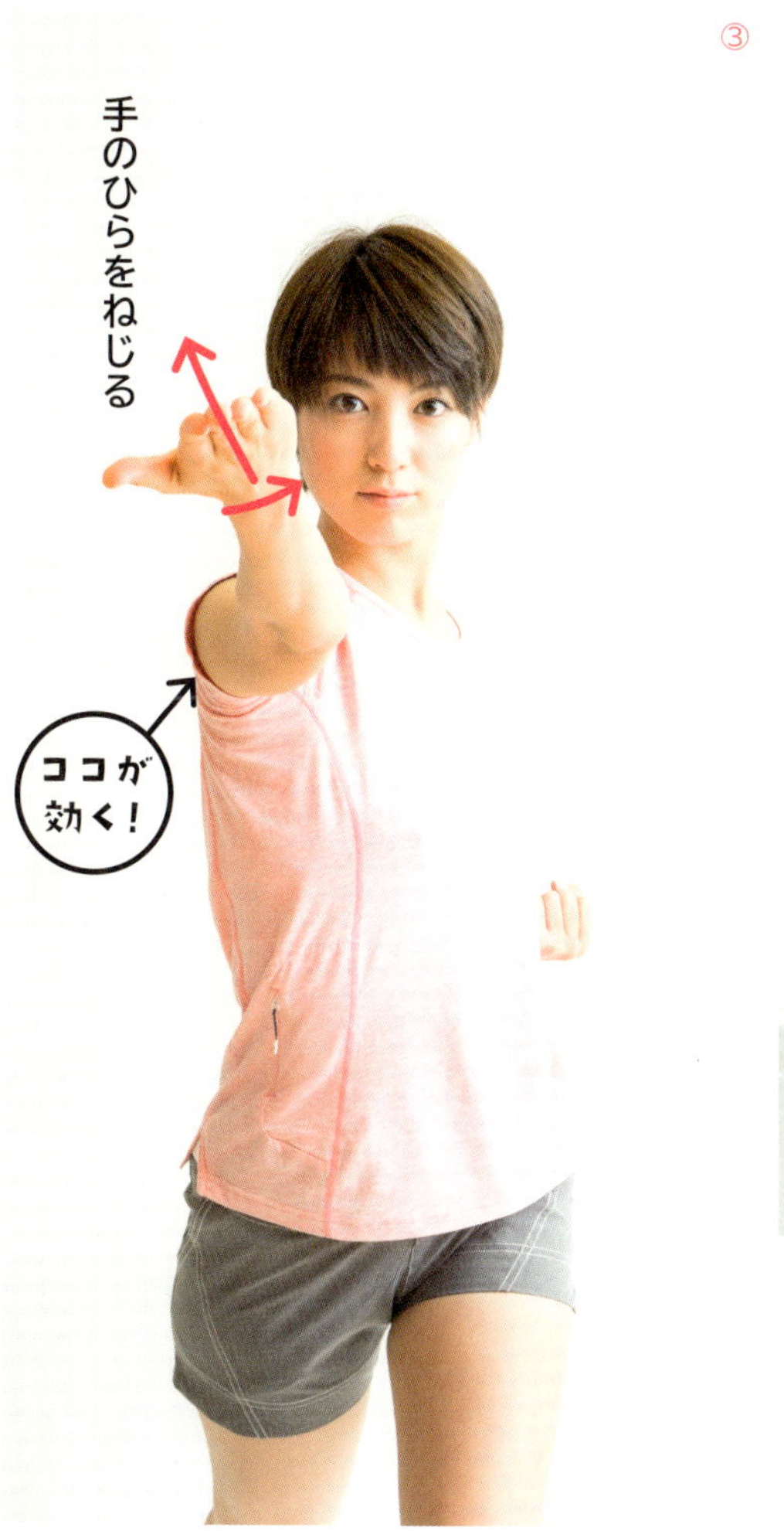

左右の腕を入れ替えてやってみよう

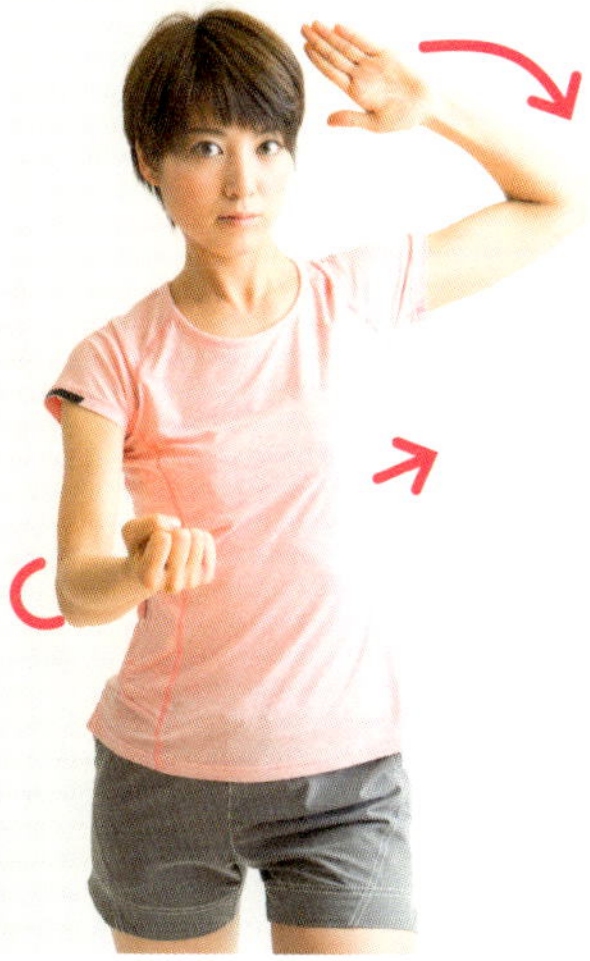

●内からまわしてみよう

①右手は親指をにぎりこまず、こぶしをつくって手の甲を下に向け、腰にあてます。左手は手の甲を上向きにして、腰骨のあたりにあてます。

②左腕はひじを上げながら、小指側から手のひらを胸のあたりまで持ち上げます。

①

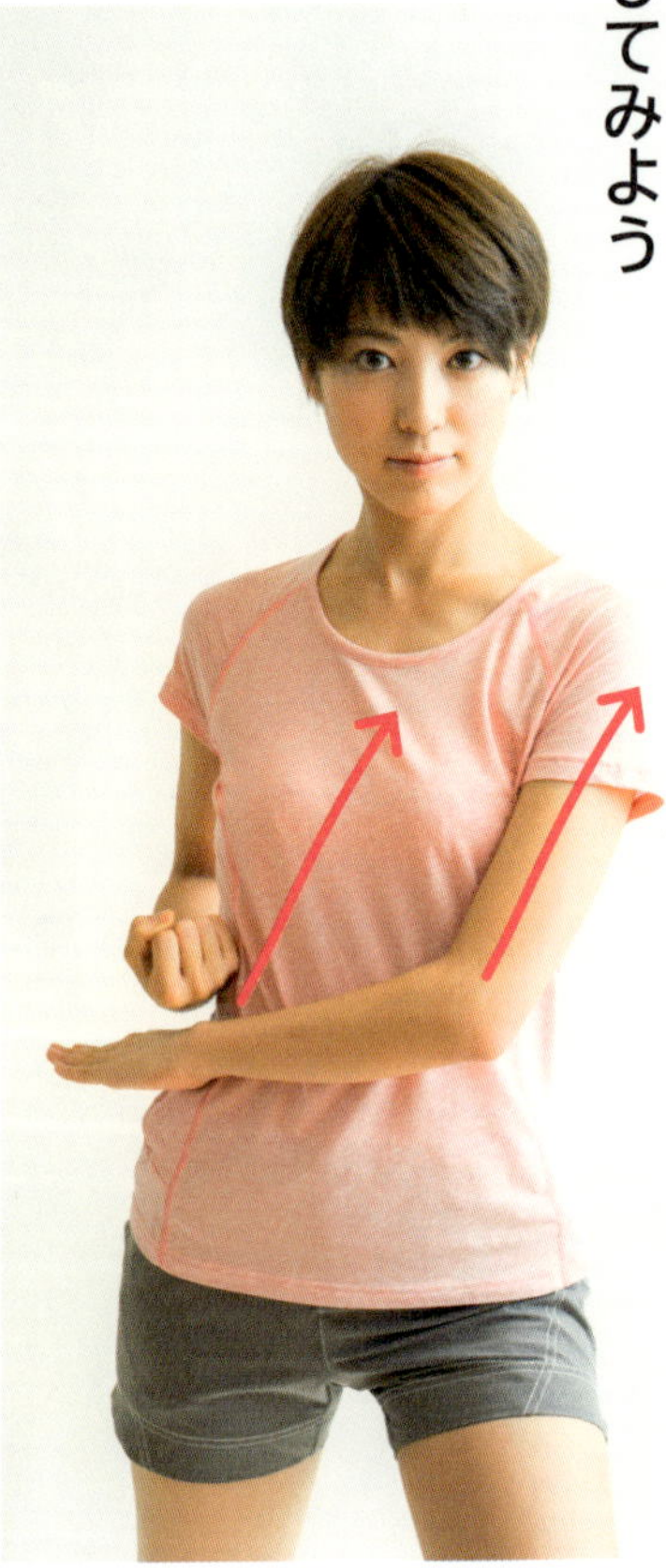

②

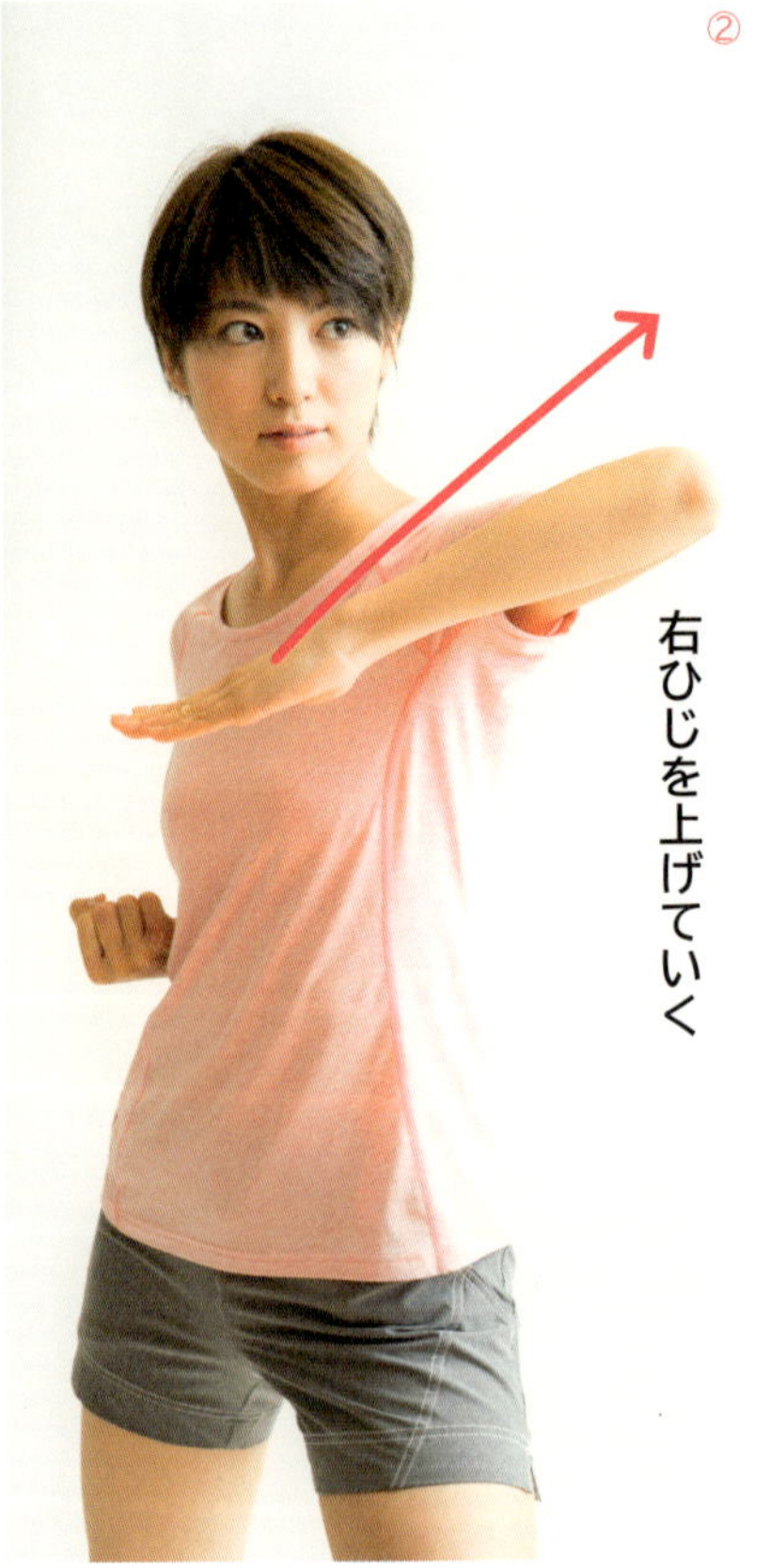

③ 左手を前方、おでこの高さまで持っていき、手のひらが上を向くように回転させます。左腕を前にのばし、引いた右ひじが背骨にあたるイメージで脇をしめます。①の状態に戻し、これを繰り返します。

ポイント 最初に右腰にあてた左手は、親指が下、小指が上に向くようにひねっておきます。

③

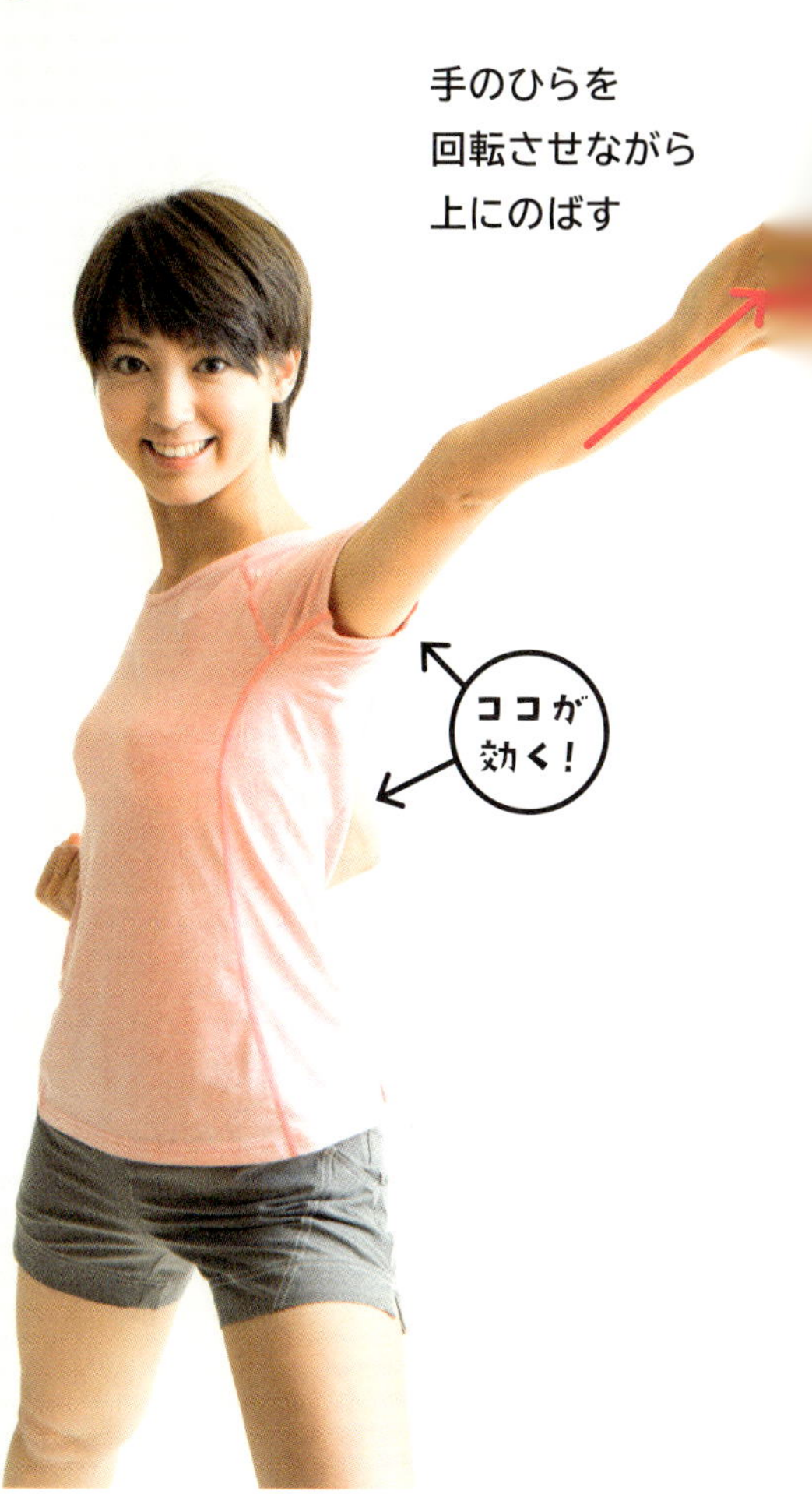

手のひらを
回転させながら
上にのばす
ココが
効く!

左右の腕を入れ替えてやってみよう

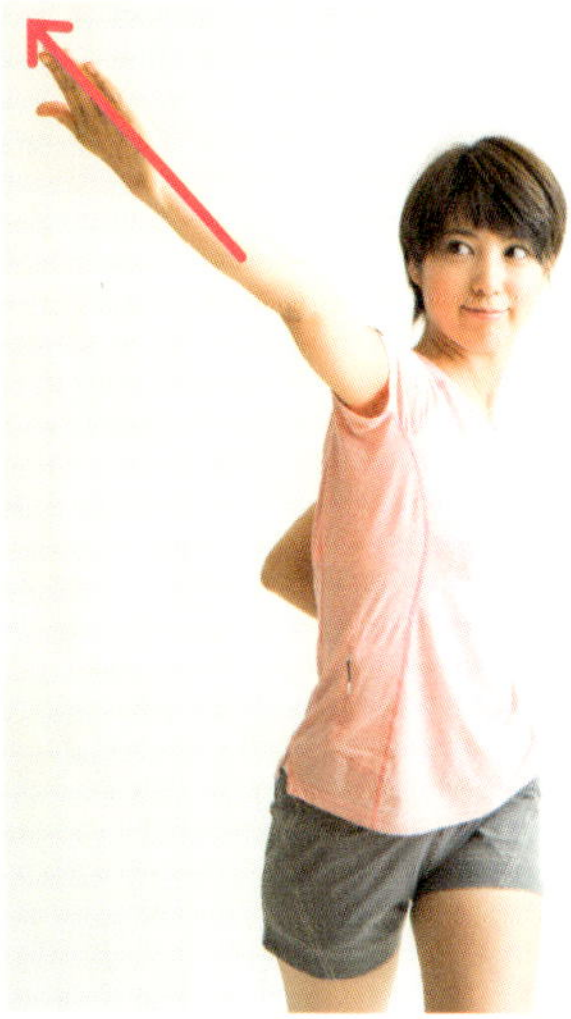

●下にのばしてみよう

① 左手は手のひらを首に添え、小指側が首にあたるように腕をひねっておきます。右手は軽くにぎって、こぶしの手の甲を上に向け、腰の前にのばします。
② 左手をひじから下に下ろします。右腕はこぶしを手の甲が下に向くまで回転させ、ひじを引きます。

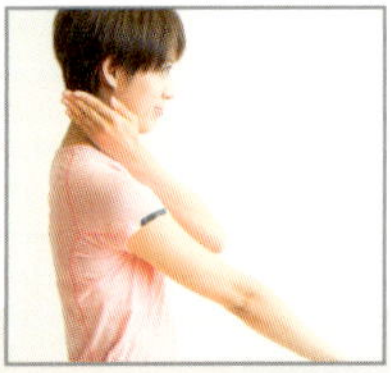

上の手の位置

①

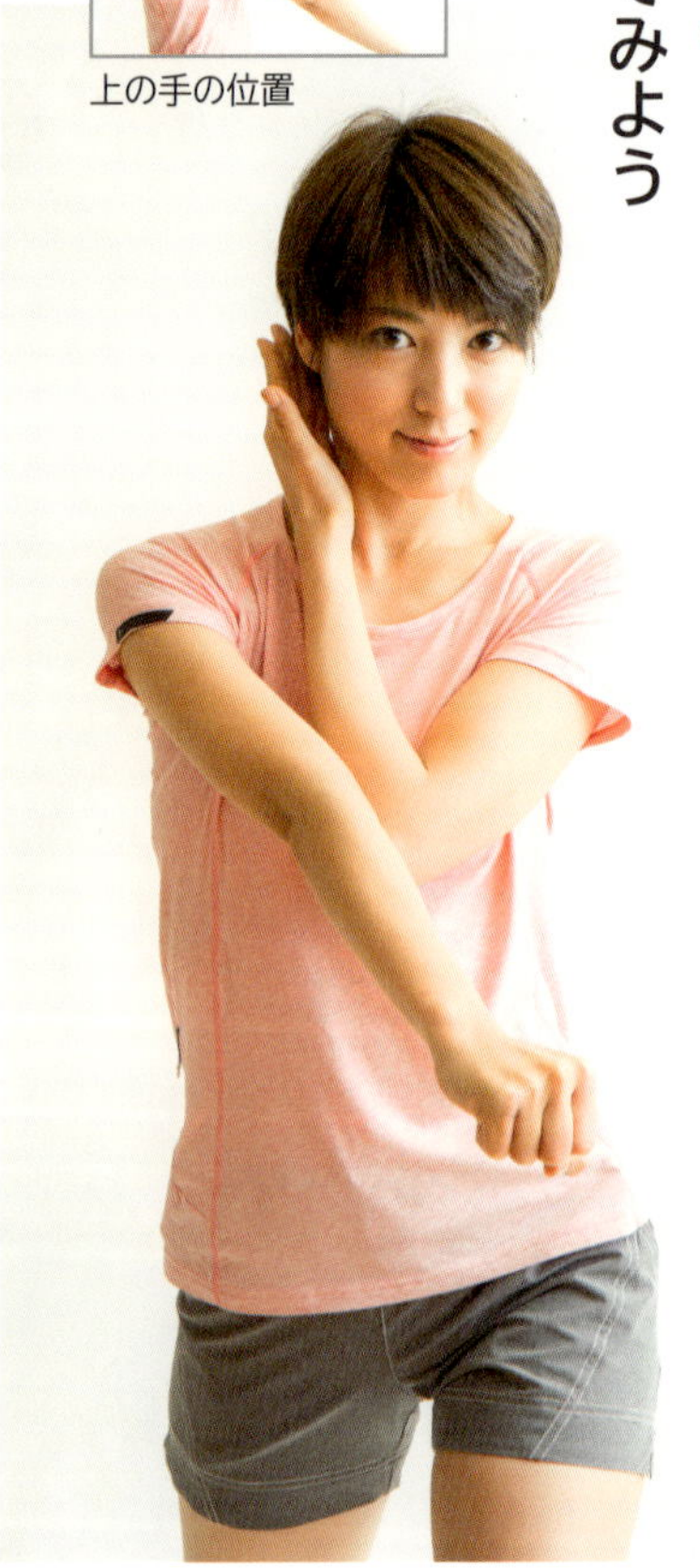

②

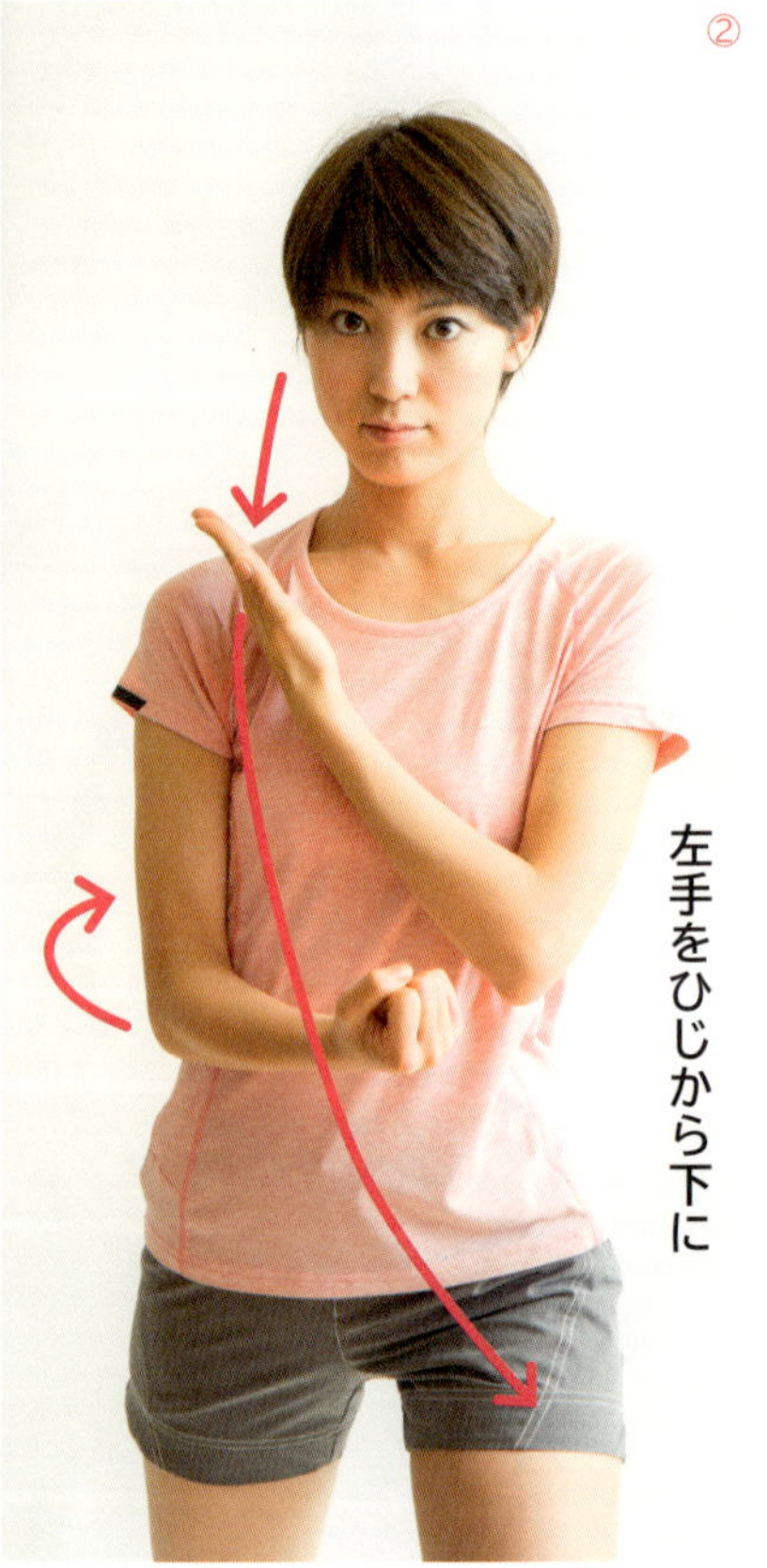

③ 左腕は腰の前に向けてのばし、親指側が下にくるよう手のひらを回転させます。右こぶしを腰まで引き、引いたひじが背骨にあたるイメージで脇をしめます。①の位置に戻し、これを繰り返します。

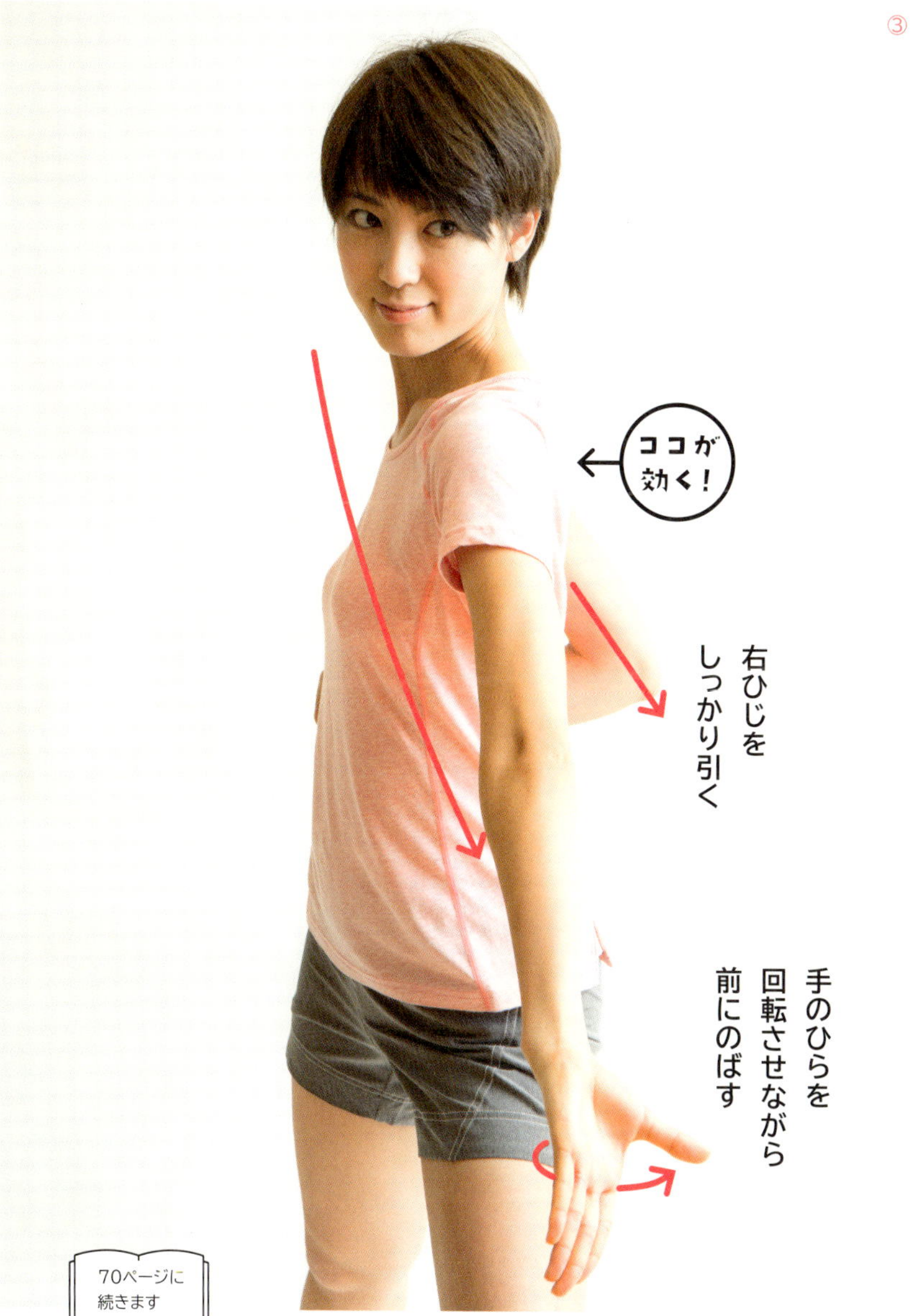
③
ココが効く！
右ひじをしっかり引く
手のひらを回転させながら前にのばす

70ページに続きます

69ページ
からの続き

④ 左右の手を入れ替えます。右手は首に添え、小指側が首にあたるよう腕をひねっておきます。左手は軽くにぎり、こぶしを腰の前にのばします。

⑤ 右腕を腰の前にのばし、親指側が下にくるよう手のひらを回転させます。左腕はこぶしを腰まで引き、引いたひじが背骨にあたるイメージで脇をしめます。④の位置に戻し、これを繰り返します。

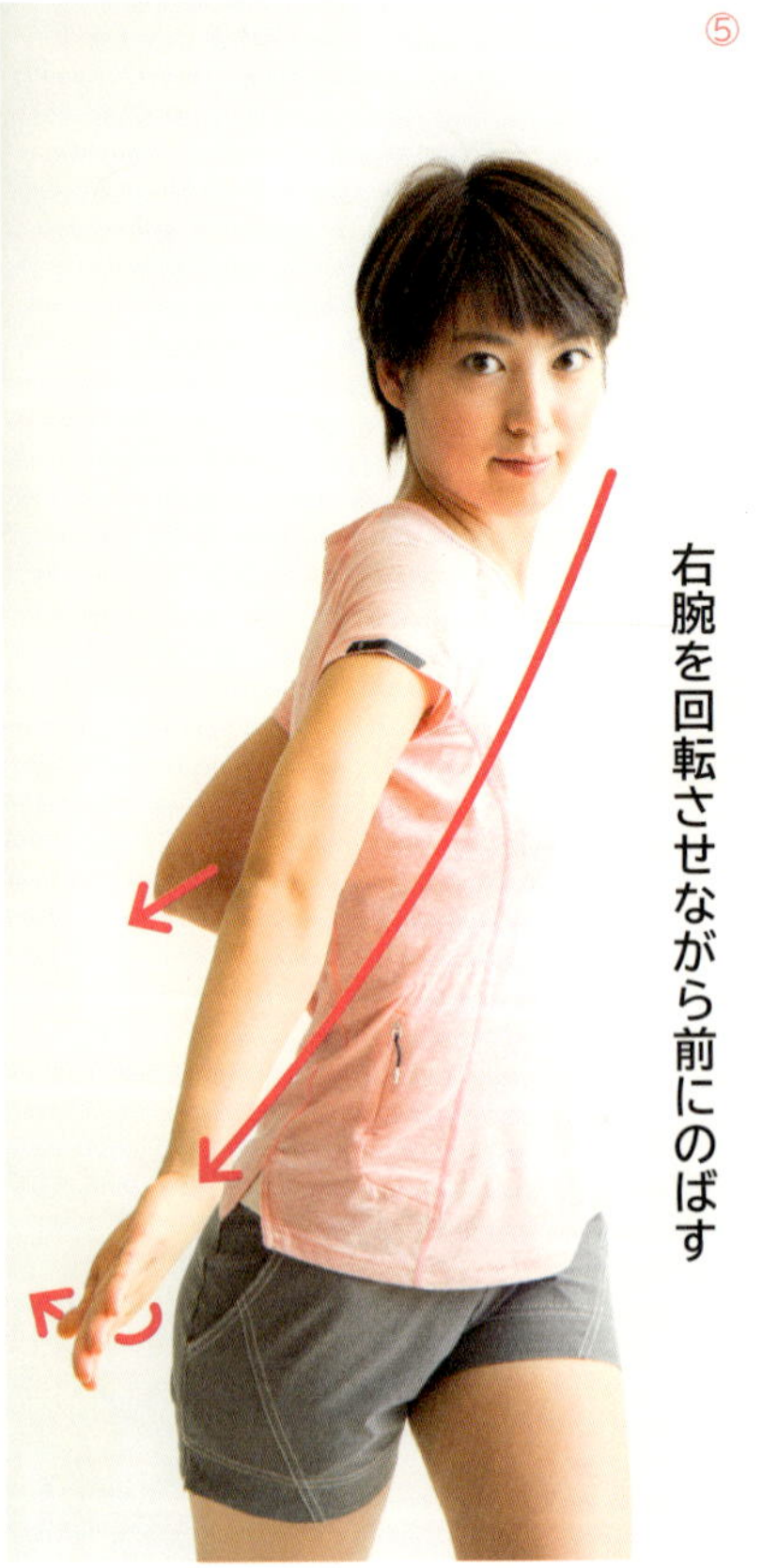

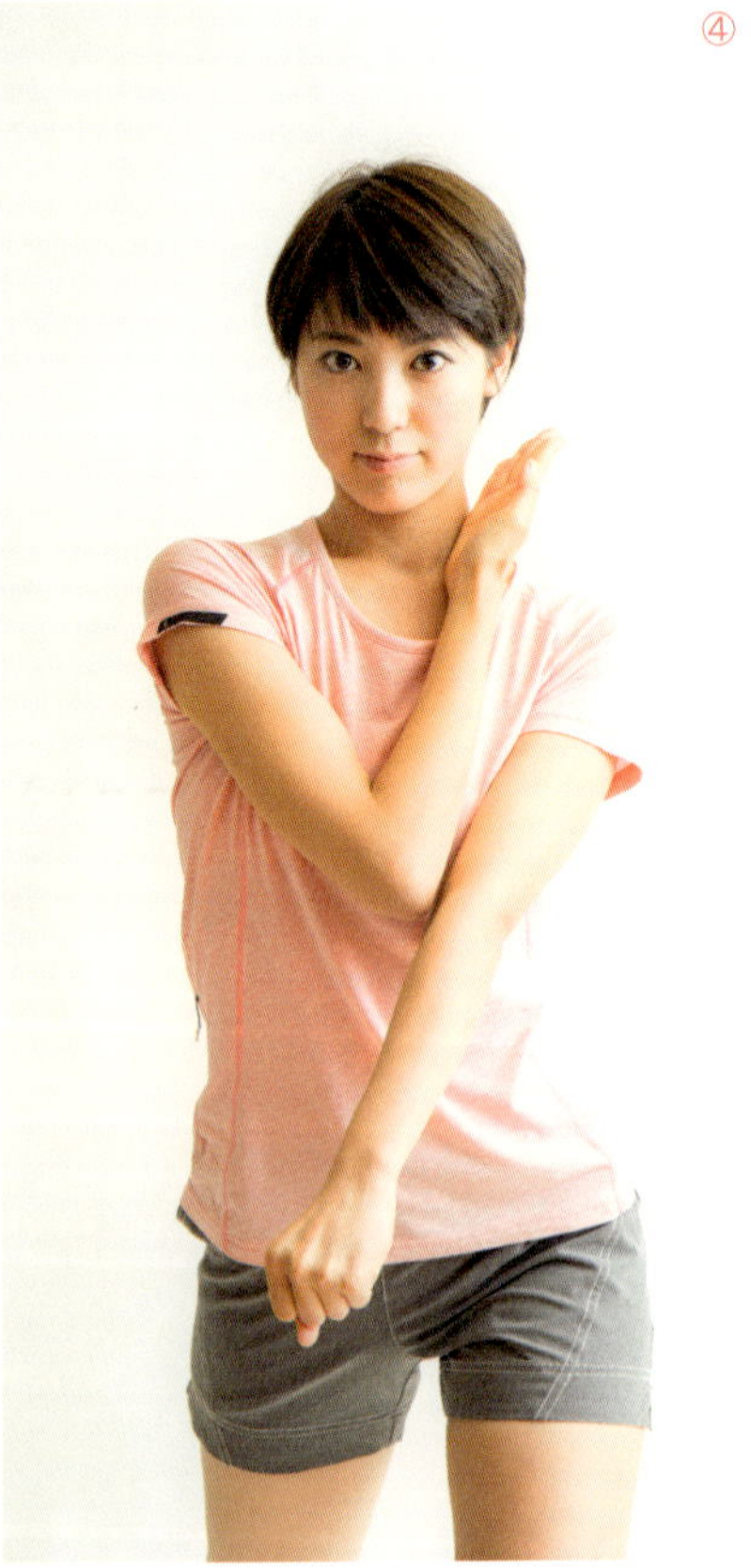

ポイント　前に腕をのばしたとき、左右の肩甲骨を寄せるイメージで後ろの腕をしっかり引きます。

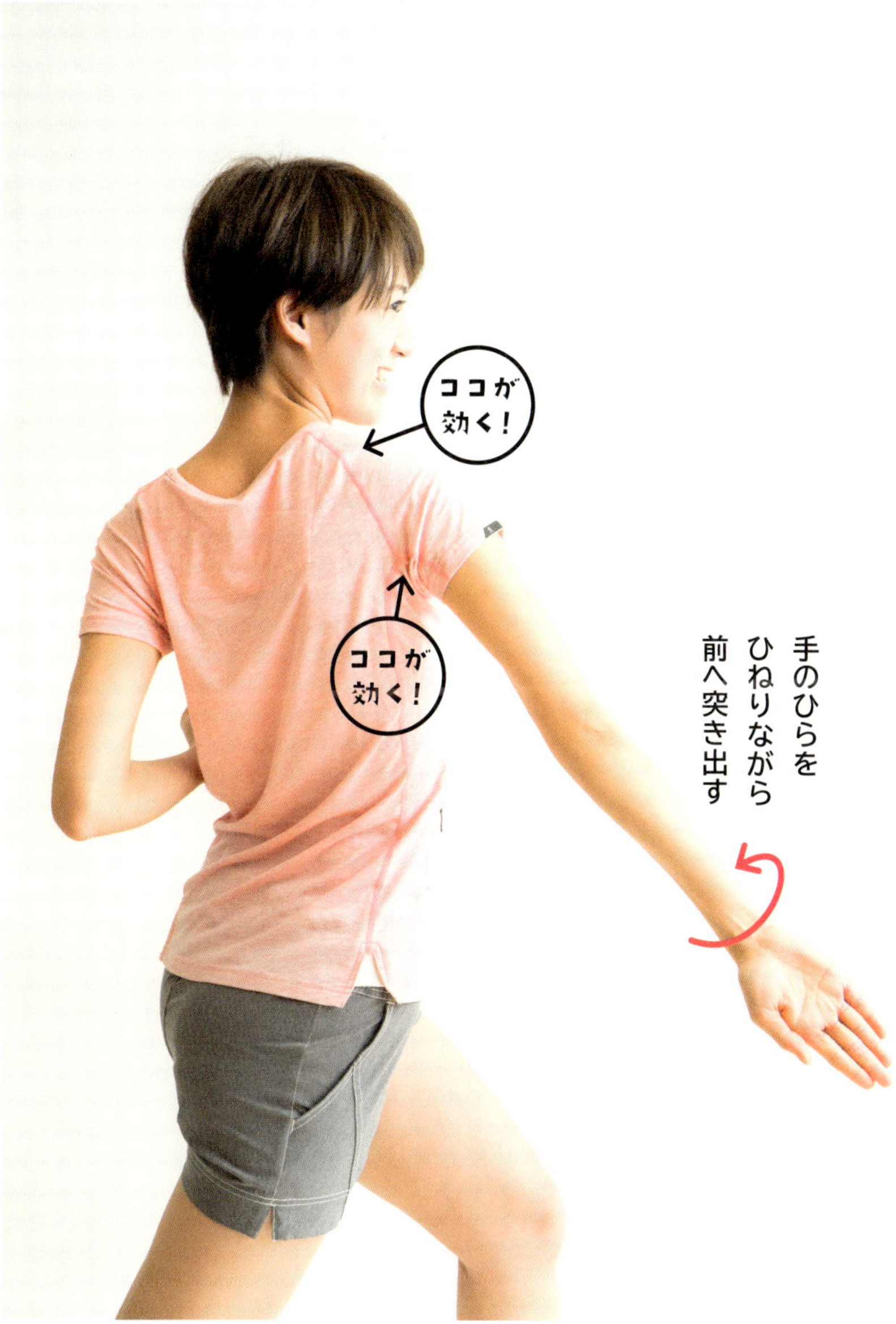
ココが効く！
ココが効く！
手のひらをひねりながら前へ突き出す

Point 立ち方の基本

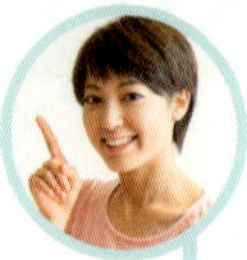

基本は利き足を後ろにして立ちます

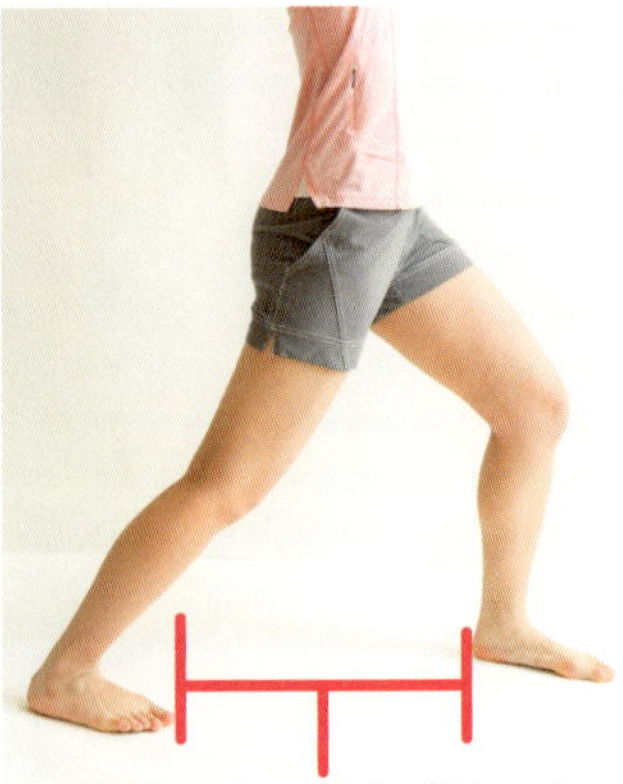

大また一歩分、前後に開きます

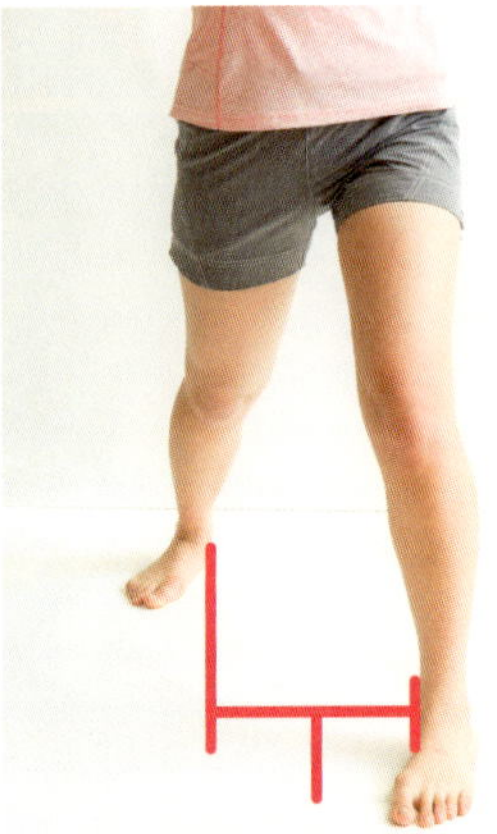

左右は肩幅とほぼ同じに広げます

本書では、利き足が右の人を想定して「左足・前」「右足・後ろ」で紹介しています。

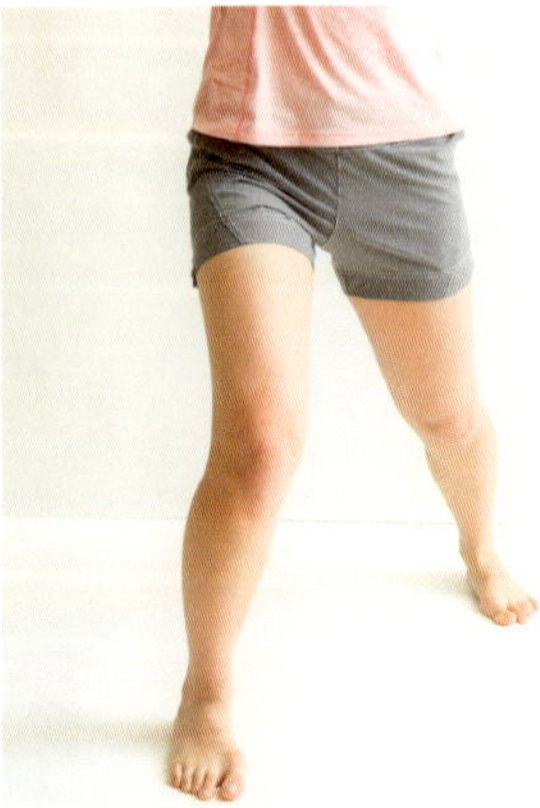

足を組み替えてストレッチしてみましょう

利き足を後ろにしたストレッチに慣れたら、左右の足を組み替えてみましょう。

第4章

しつこい肩こり撃退！

いきいき究極ストレッチ

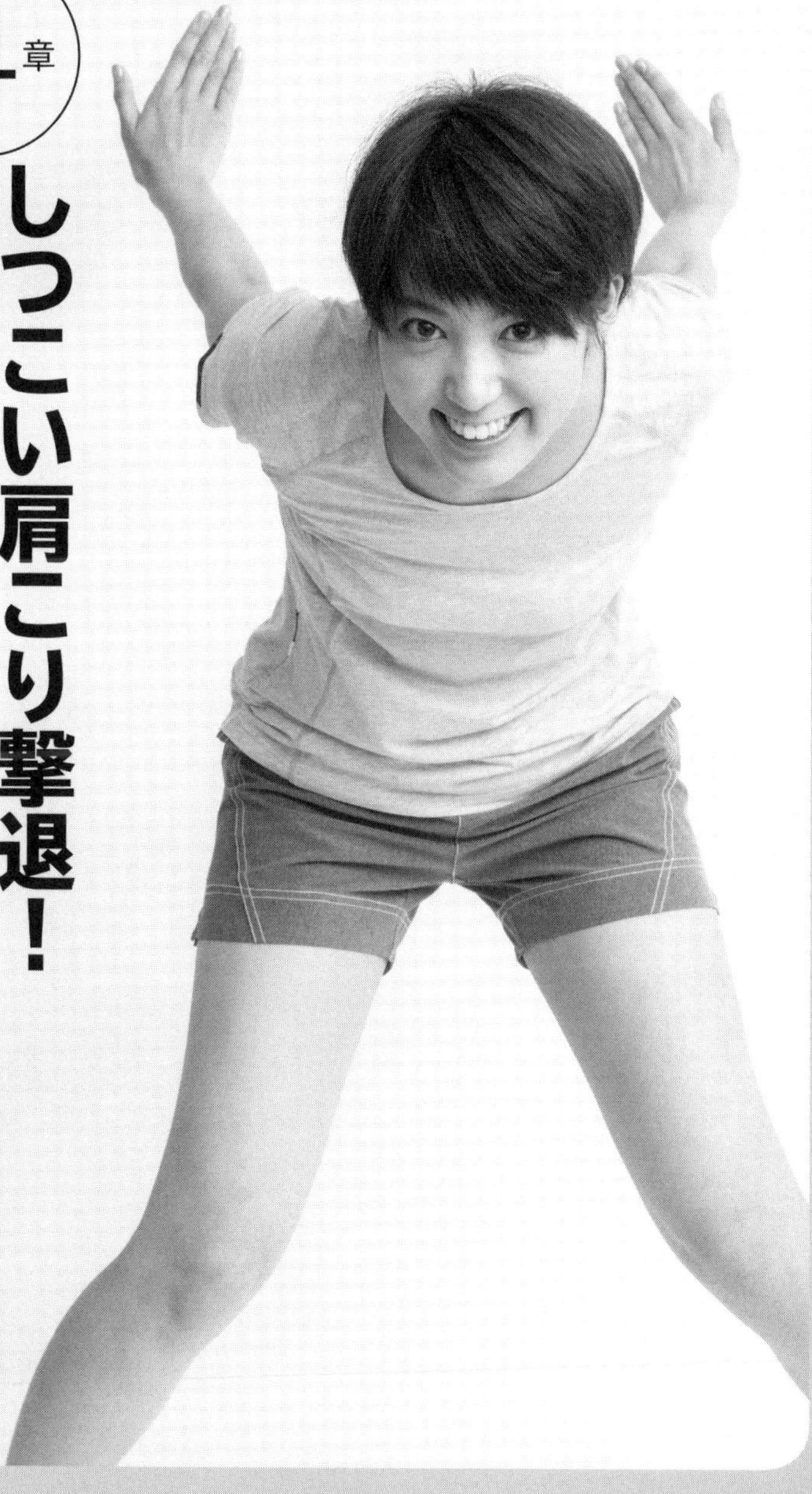

「じっくり」ストレッチ

「マッサージに通っても、肩こりが取れない」、「毎日、肩が重く感じられて、調子がよくない」。そんな、しつこい肩こりが体の内側からスッと軽くなる究極のストレッチです。

●手を上に突き上げてみよう

① 足は肩幅よりも広めに開き、両手の甲を合わせながら腕をのばして、おへその前あたりにそろえます。
② 右ひじを中心に、手のひらを胸の前で外側にまわします。ひじは体から離れないように、手のひらは肩よりも外までまわるよう意識しましょう。

①

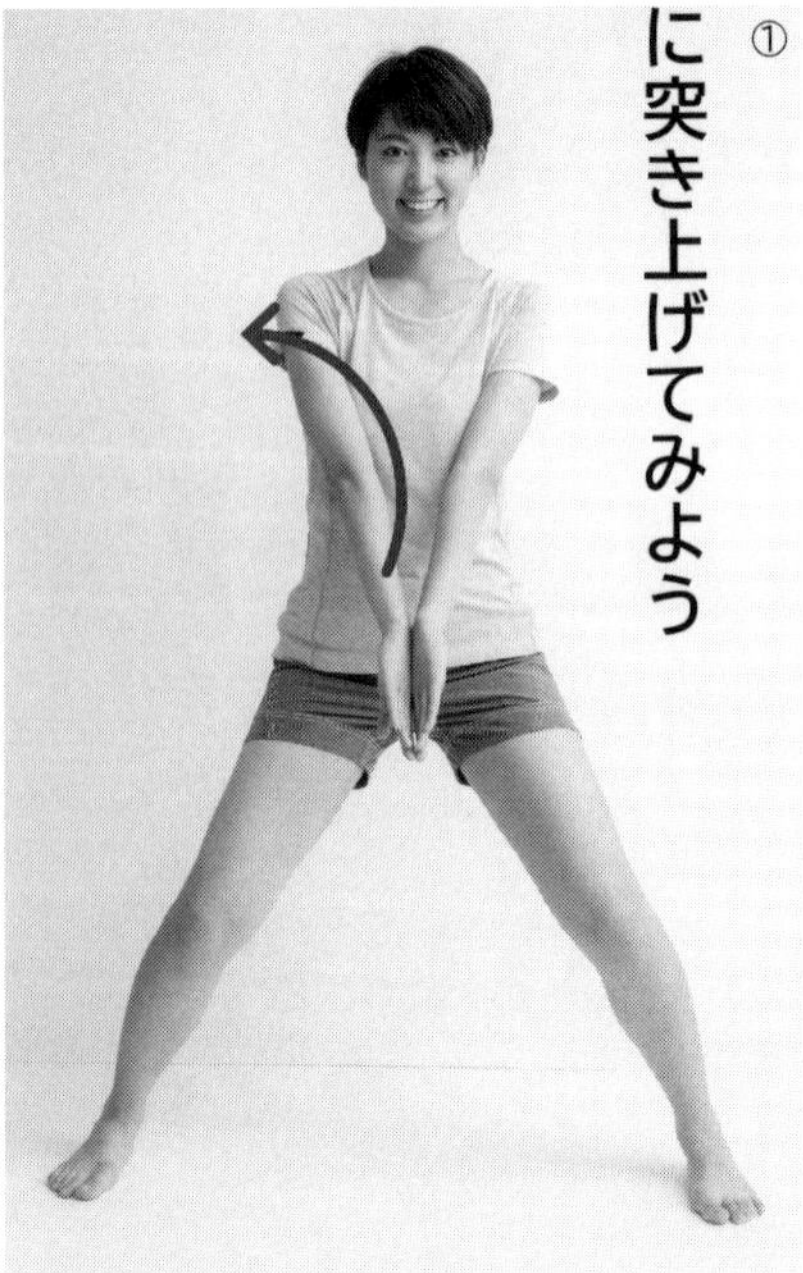

②

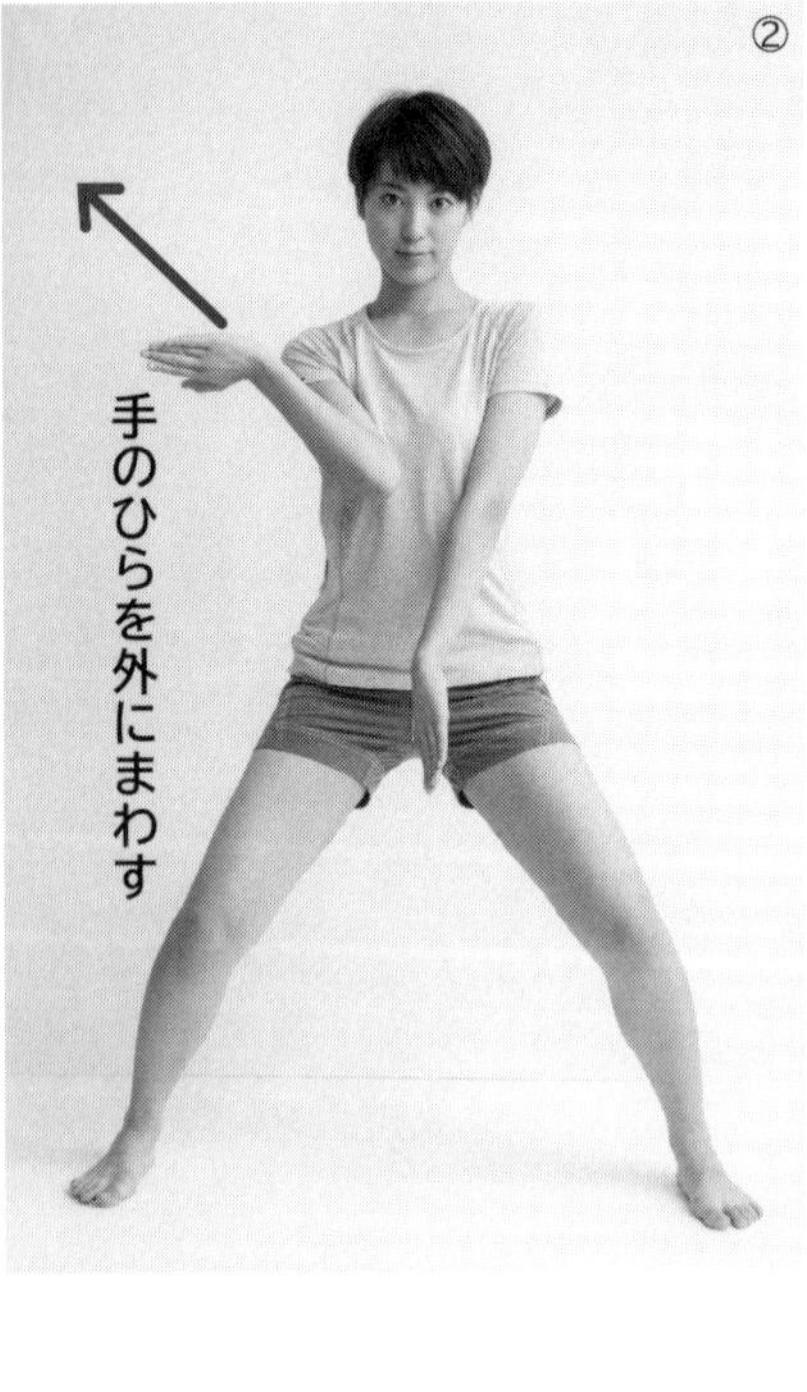

③ 右手首をしっかりと曲げたまま、右斜め後方へ押し上げるようにのばします。のばしきったら②、①の順に腕を戻し、これを繰り返します。

ポイント 後ろに腕をのばすときは、手首を曲げたままにします。肩や肩甲骨のまわりがほぐれるのを感じながら動かしましょう。

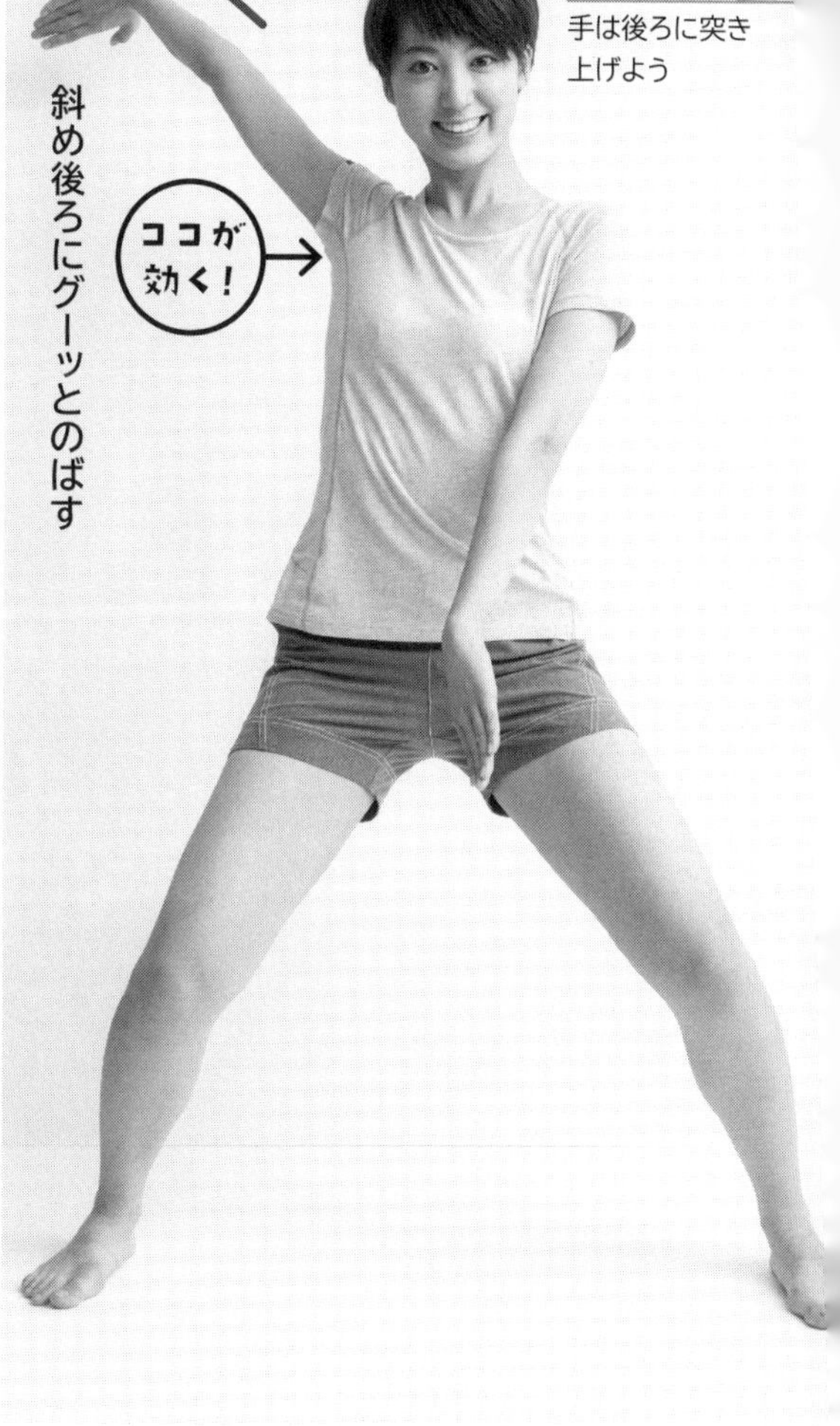

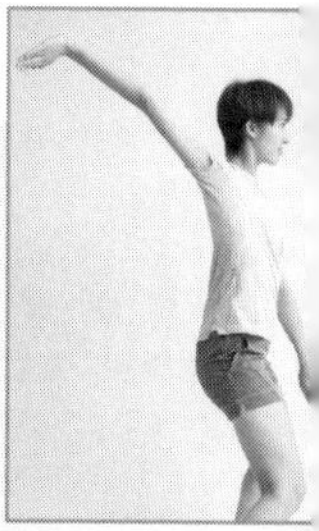

手は後ろに突き上げよう

左右の腕を入れ替えてやってみよう

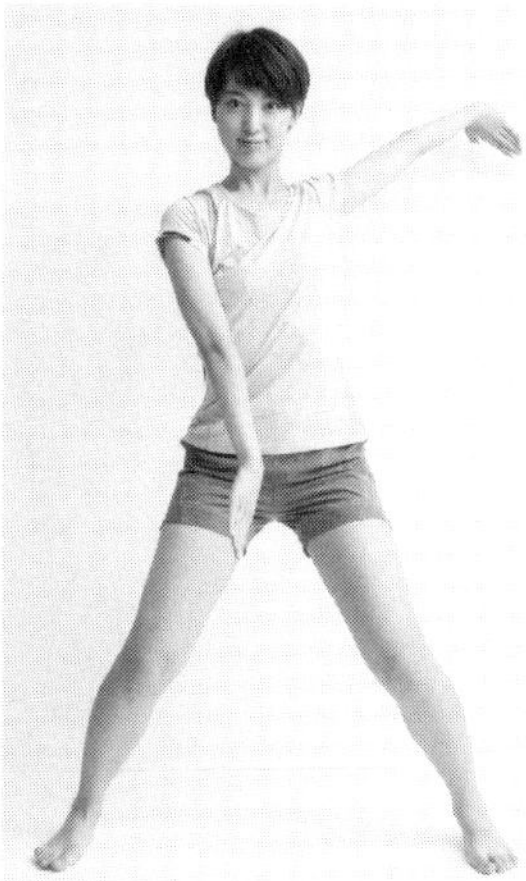

●両手を上に突き上げてみよう

① 足は肩幅よりも広めに開き、両手の甲を合わせながら腕をのばして、おへその前あたりにそろえます。
② ひじを中心に、両方の手のひらを胸の前で内側から外側にまわします。ひじは体から離れないように、手のひらは肩よりも外までまわるように意識しましょう。

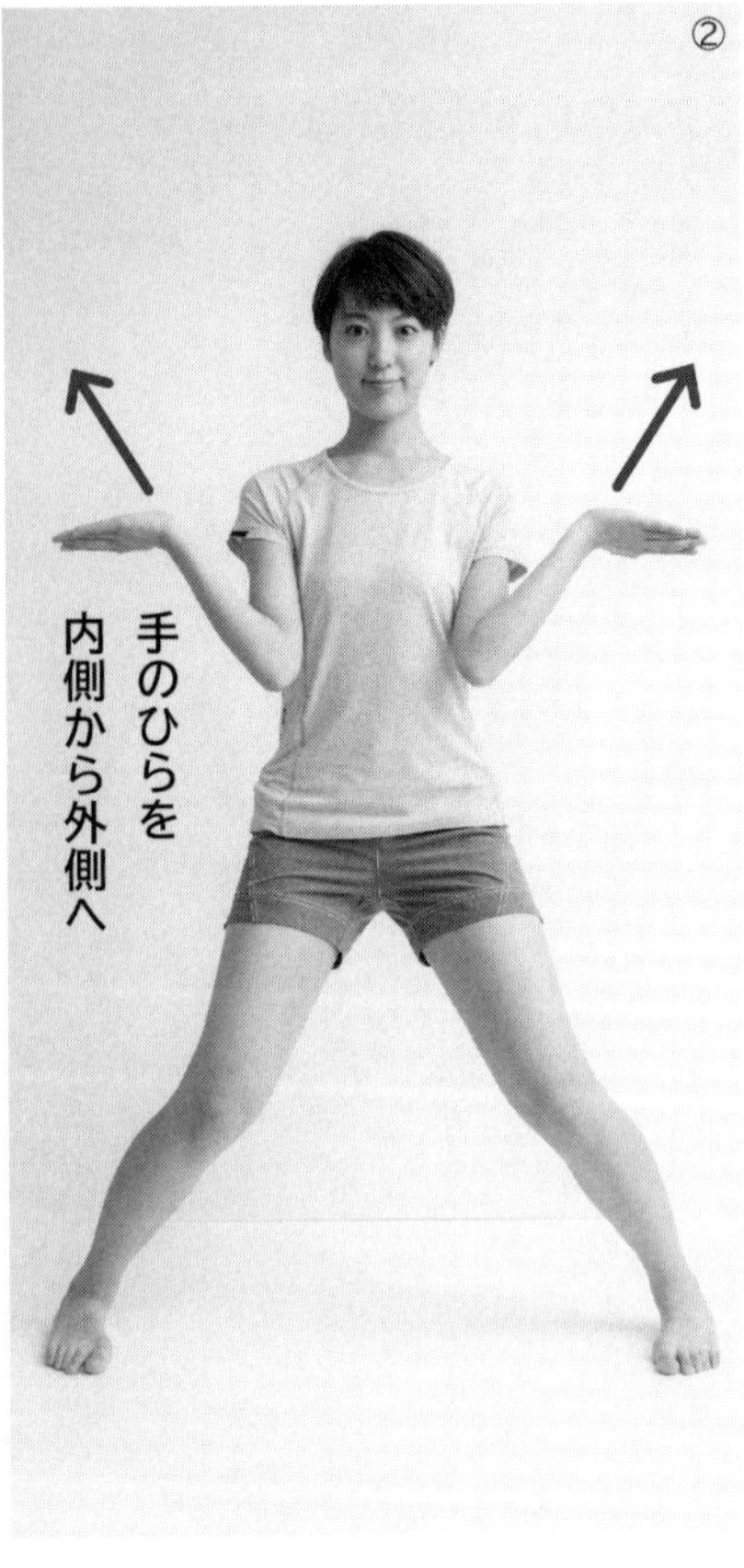

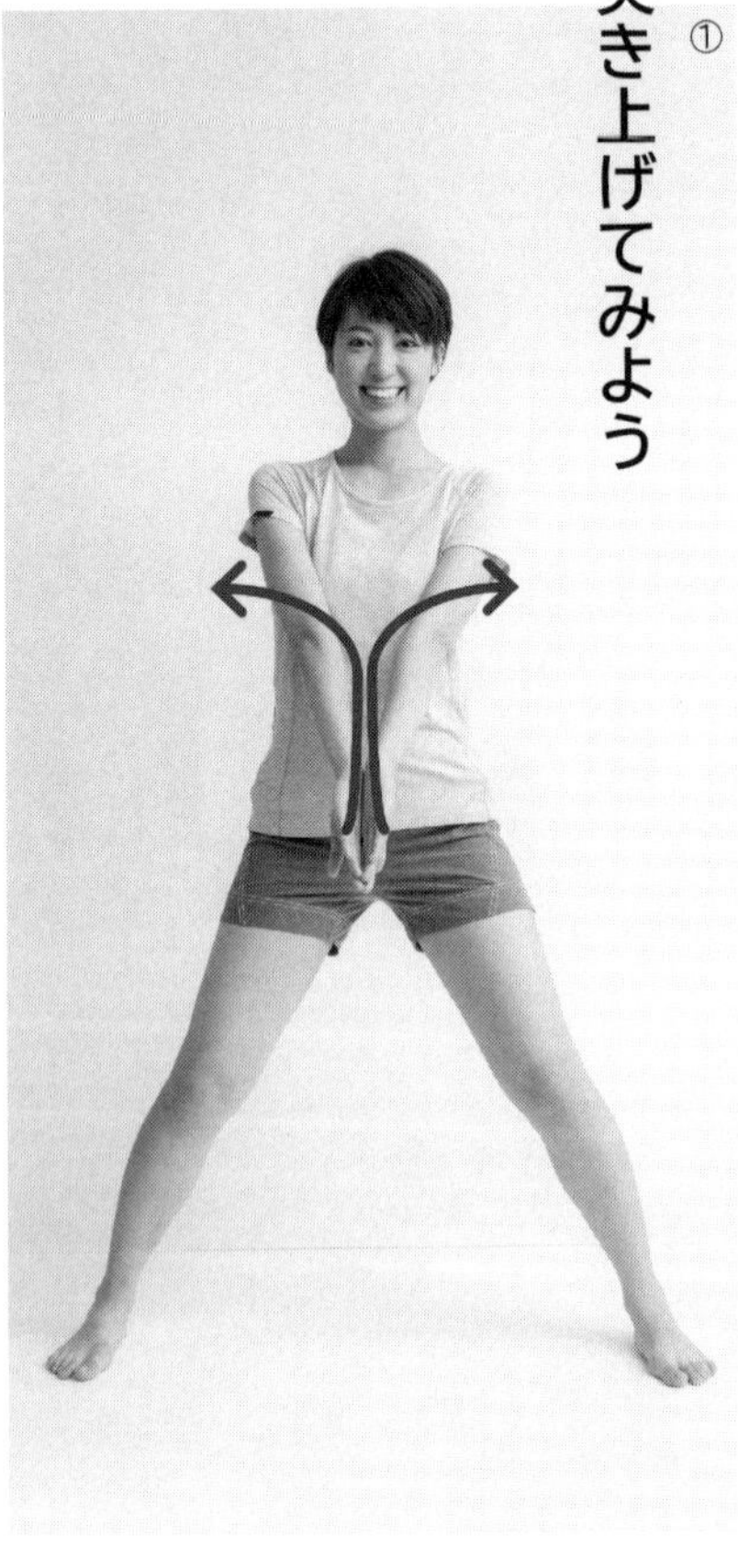

③ 手首をしっかりと曲げたまま、斜め後方へゆっくりと押し上げるように両腕をのばします。のばしきったら②、①の順に腕を戻し、これを繰り返します。

ポイント 後ろに腕をのばすときは、手首を曲げたままにします。両肩や肩甲骨のまわりがほぐれるのを感じながら動かしましょう。

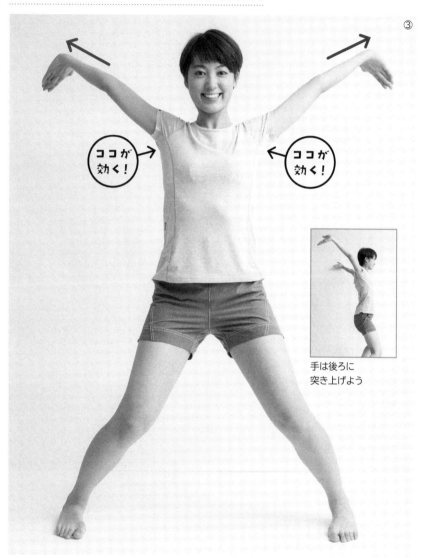

手は後ろに
突き上げよう

●体の横で円を描いてみよう

① 左手はこぶしの手の甲を下に向け左腰に。右手は手の平を正面に向けて右腰に添えます。指先は下にして手首をしっかり曲げておきます。

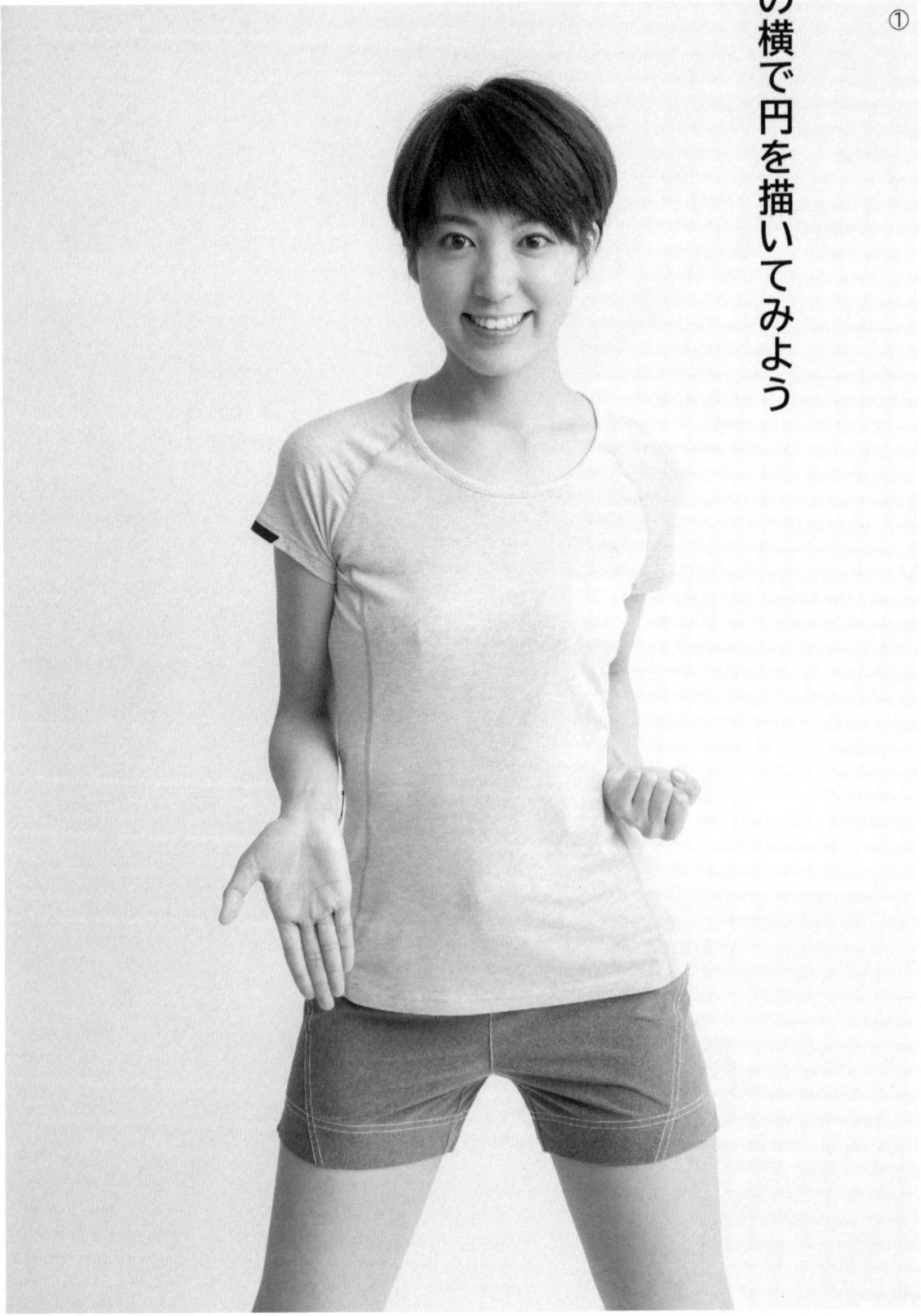

①

② 右手首を曲げたまま大きく円を描くように前から後ろへ腕をまわし、これを繰り返します。右腕をまわしたら、次は左腕をまわしてみましょう。

ポイント 手首をしっかりと曲げ、肩全体がほぐれるように大きく腕をまわします。

肩の高さまで
手のひらを上げてみよう

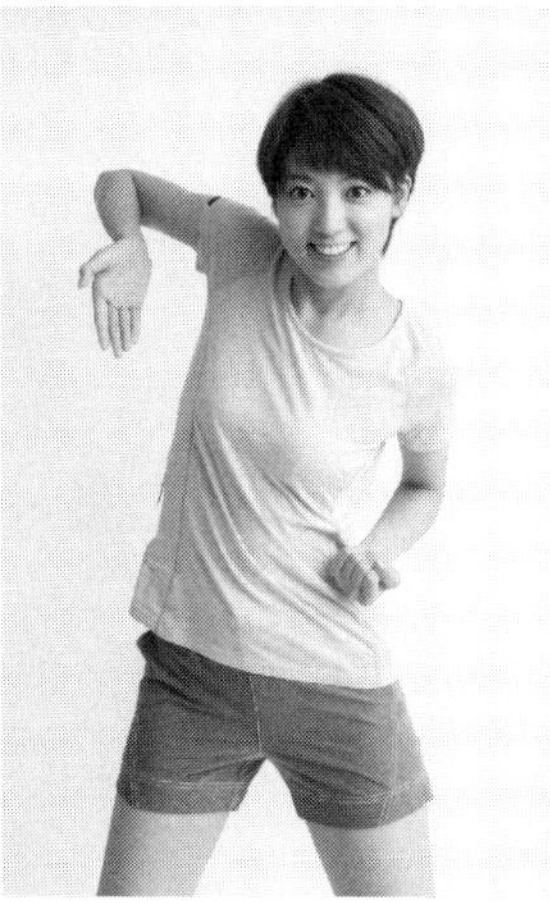

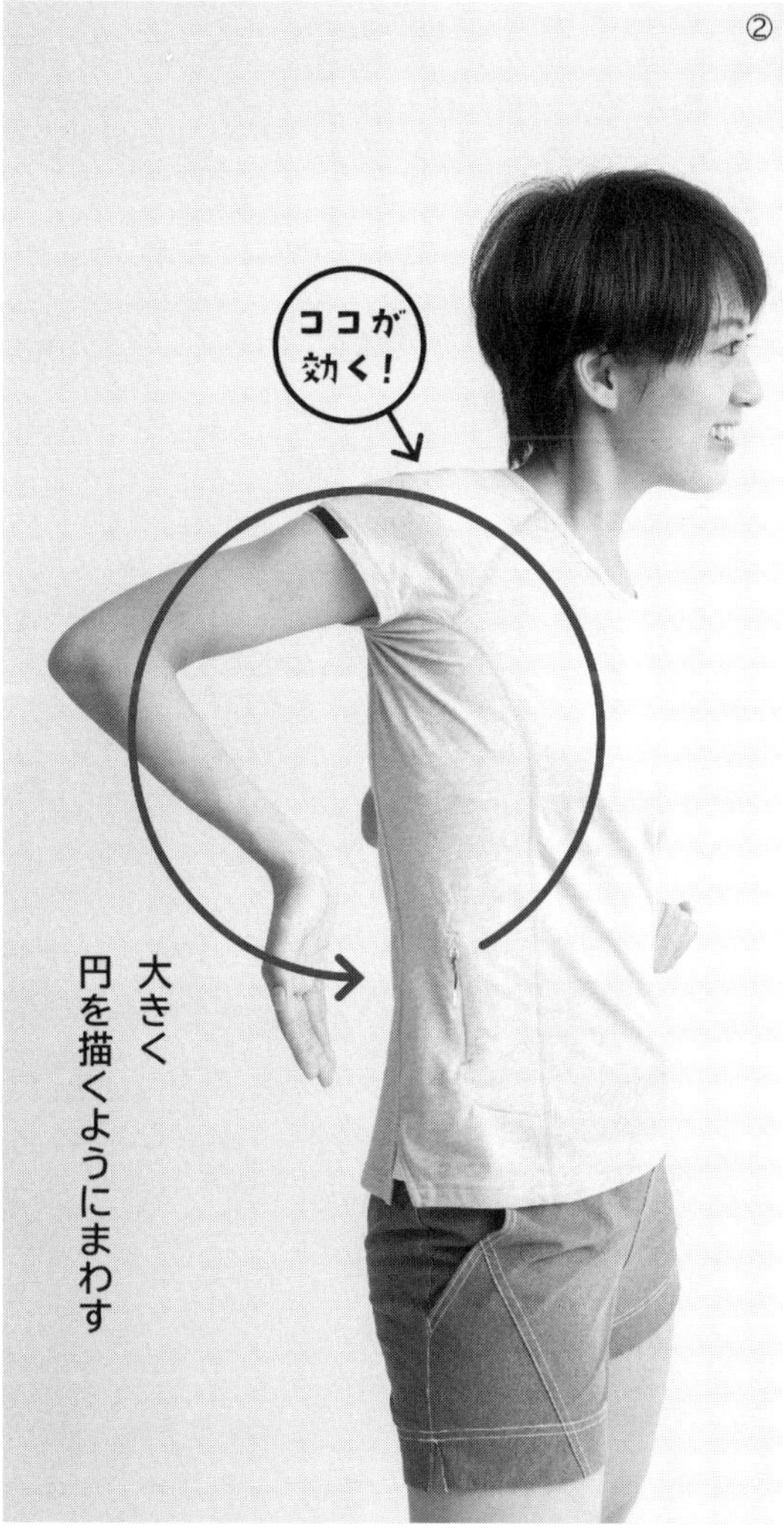

●体の前で円を描いてみよう

① 左手はこぶしの手の甲を下に向け腰に。右手は手のひらを左に向けて、おへその前に添え、手首はしっかりと曲げておきます。
② 右手のひらをなるべく横に向けたま、円を描くように体の前で大きくまわします。

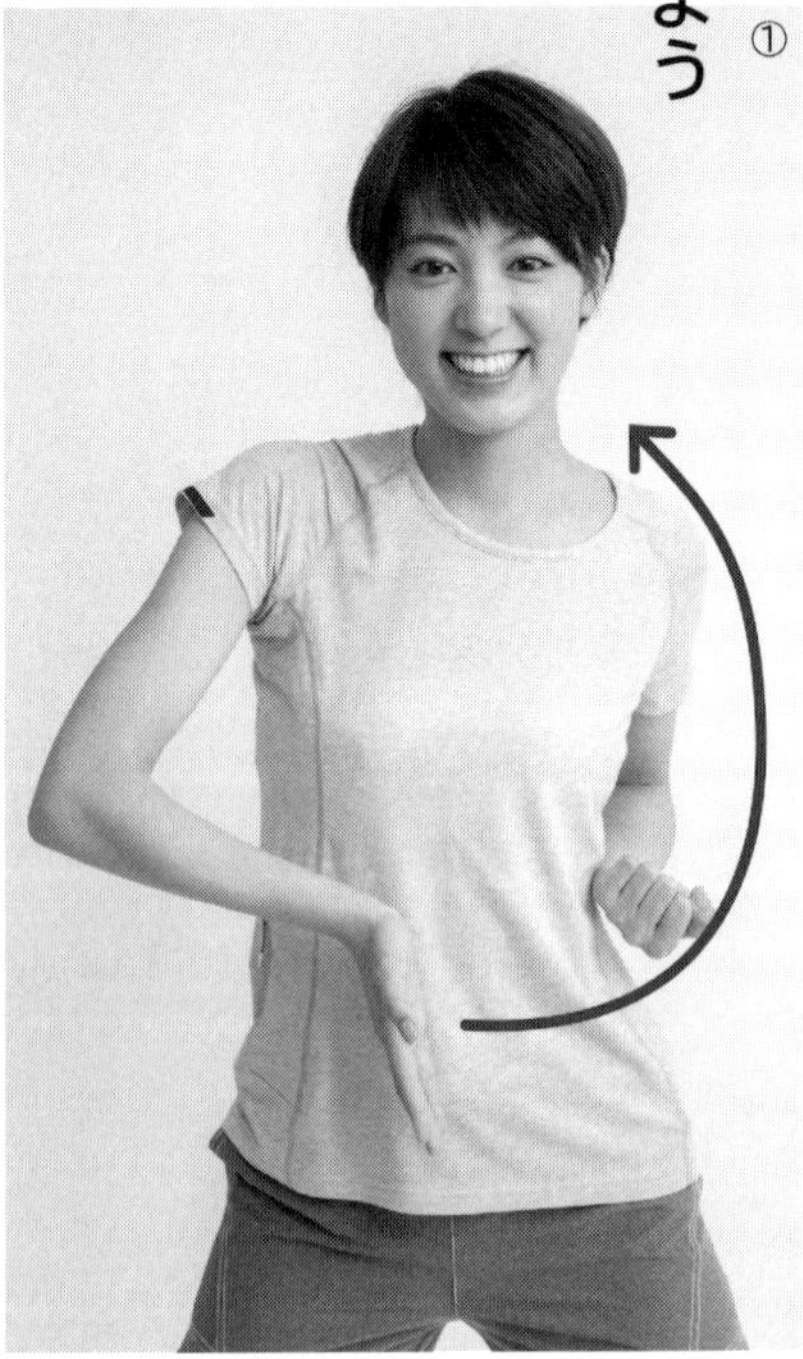

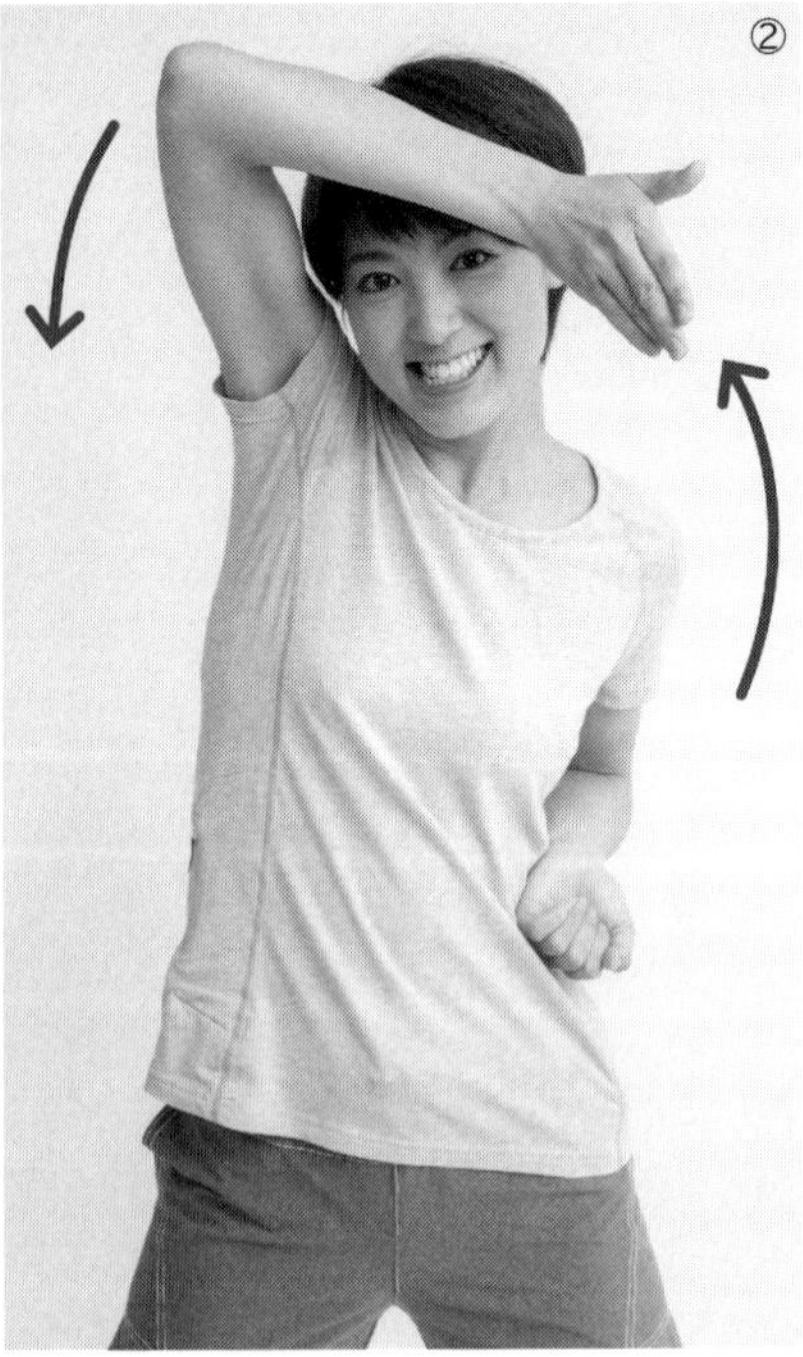

③ 肩、脇が動くようにしっかり腕をまわします。繰り返しまわしたら、左右の手を入れ替えてまわしてみましょう。

ポイント 手首をしっかりと曲げて、顔を中心にするイメージで腕を大きくまわしましょう。

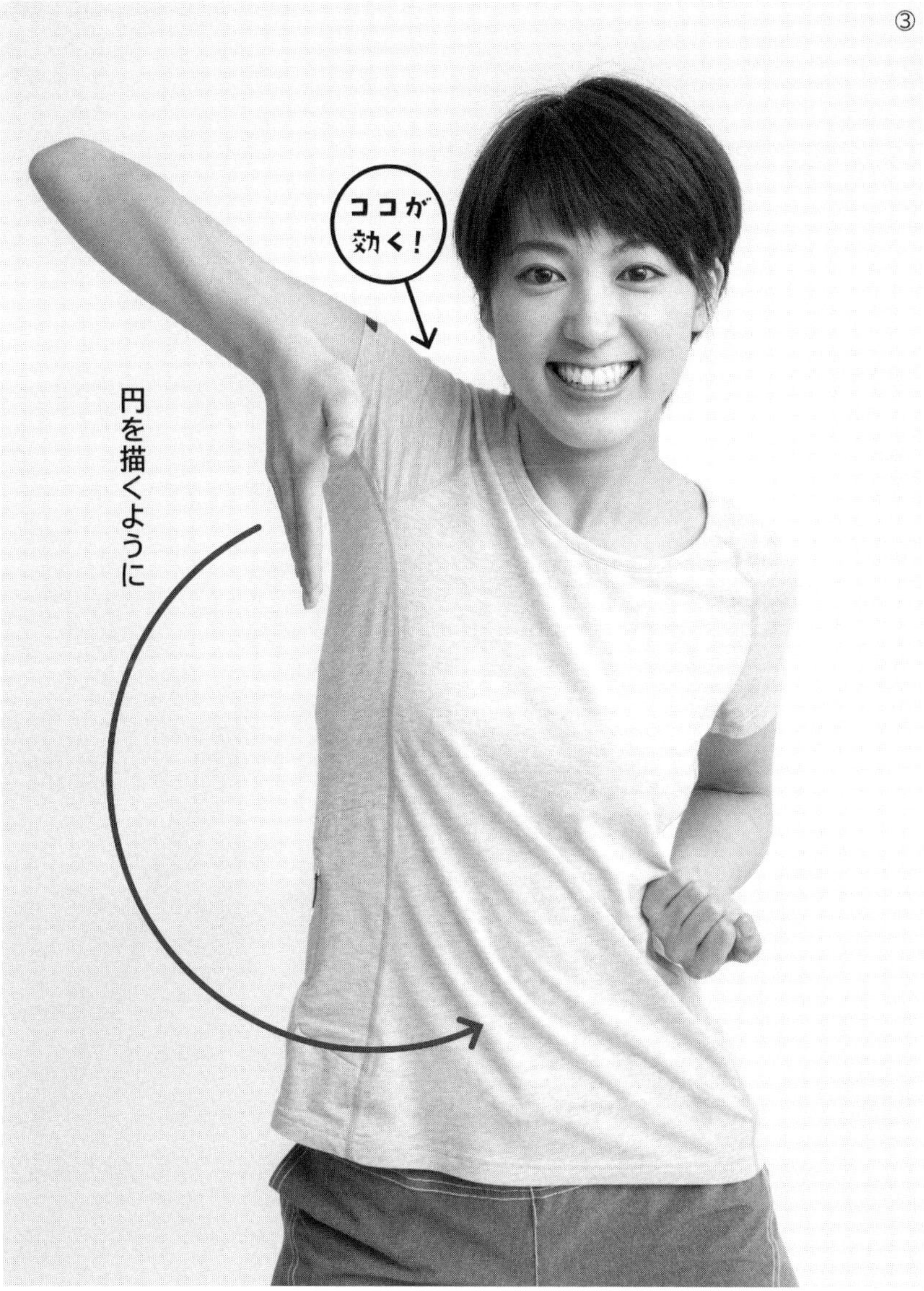

●体の後ろで両手をまわしてみよう

① 足は肩幅よりも広めに開き、両手の指先を合わせながら、体の前で腕をのばします。手首がしっかりと曲がっているようにしましょう。
② 手首が曲がった状態をなるべくキープするよう意識しながら、ひじ、手のひらを体に沿って上に上げます。

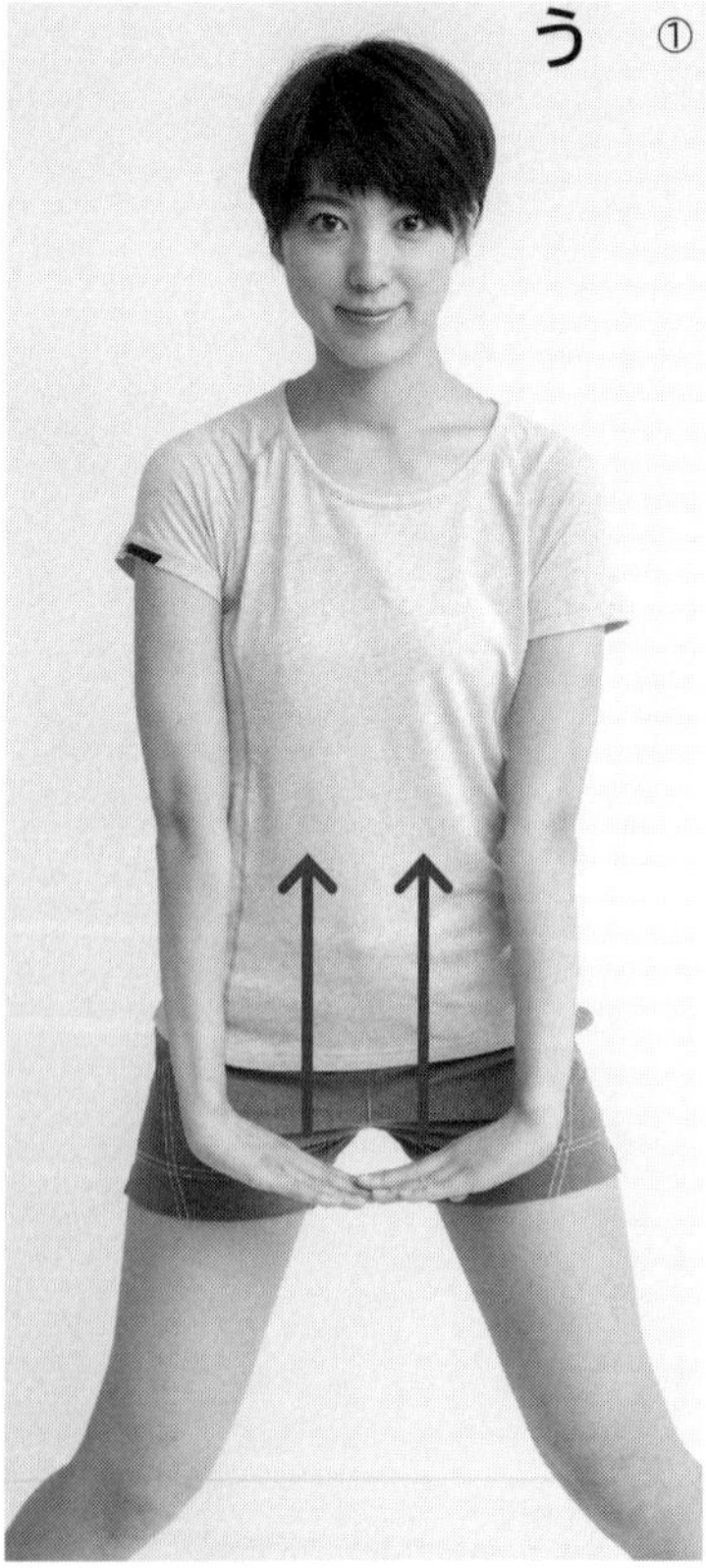

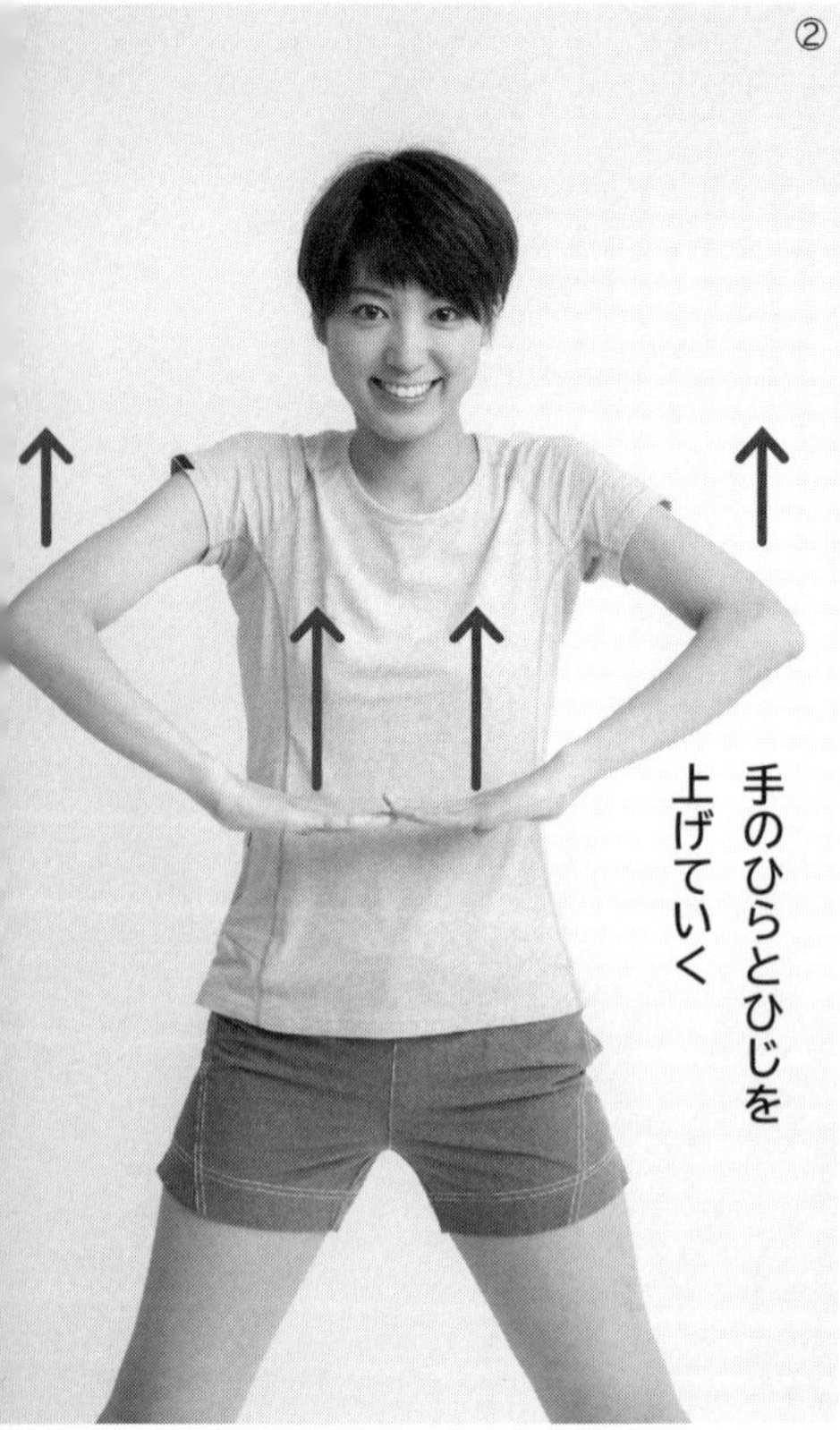

③ 指先があごの下あたりにくるまで上げるのが目安です。

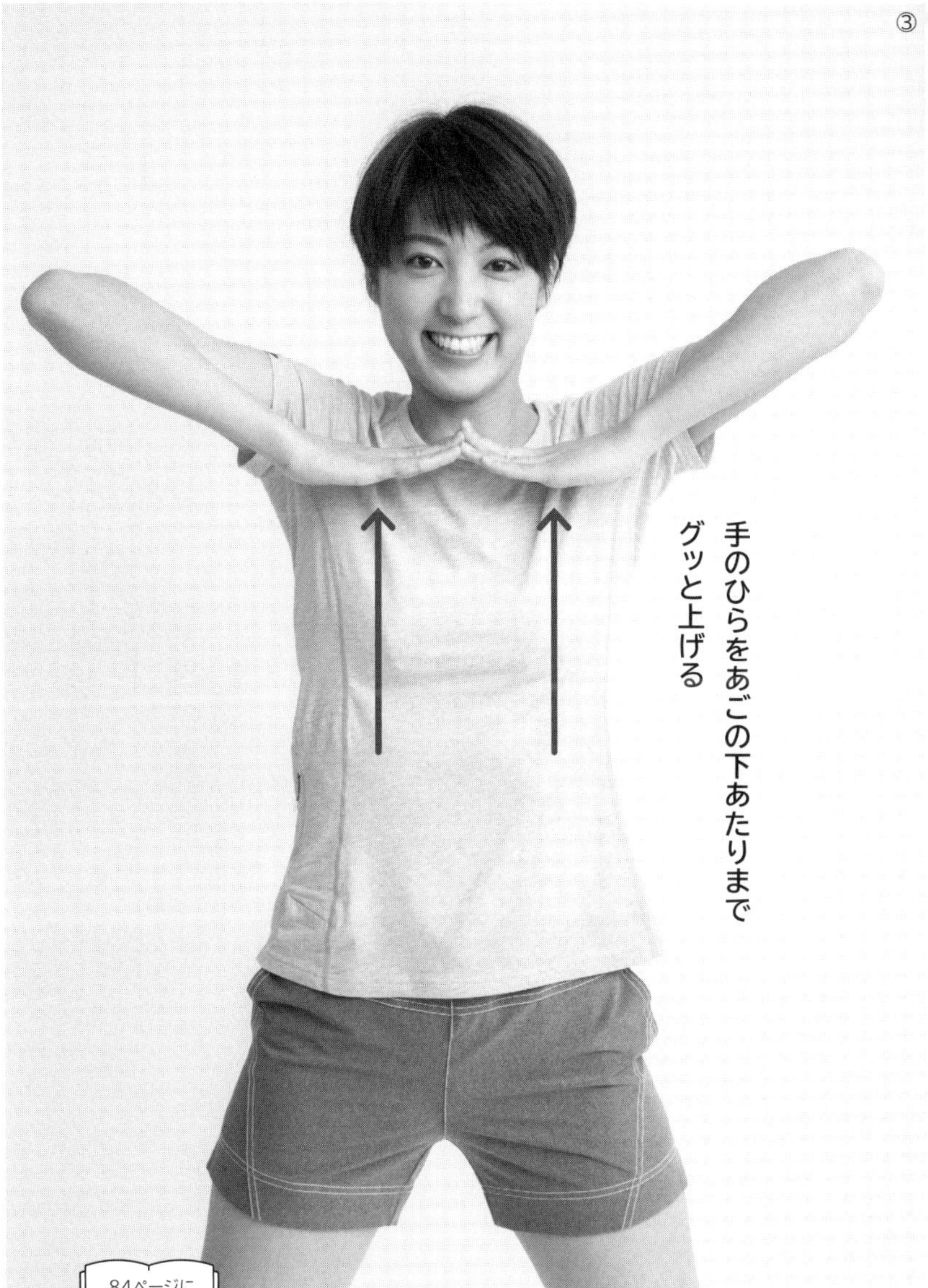
③
手のひらをあごの下あたりまで
グッと上げる

84ページに
続きます

83ページ
からの続き

④ 手首を曲げた状態で、ひじの高さを変えずに、両腕を体の横から体の後ろに向けて開いていきます。

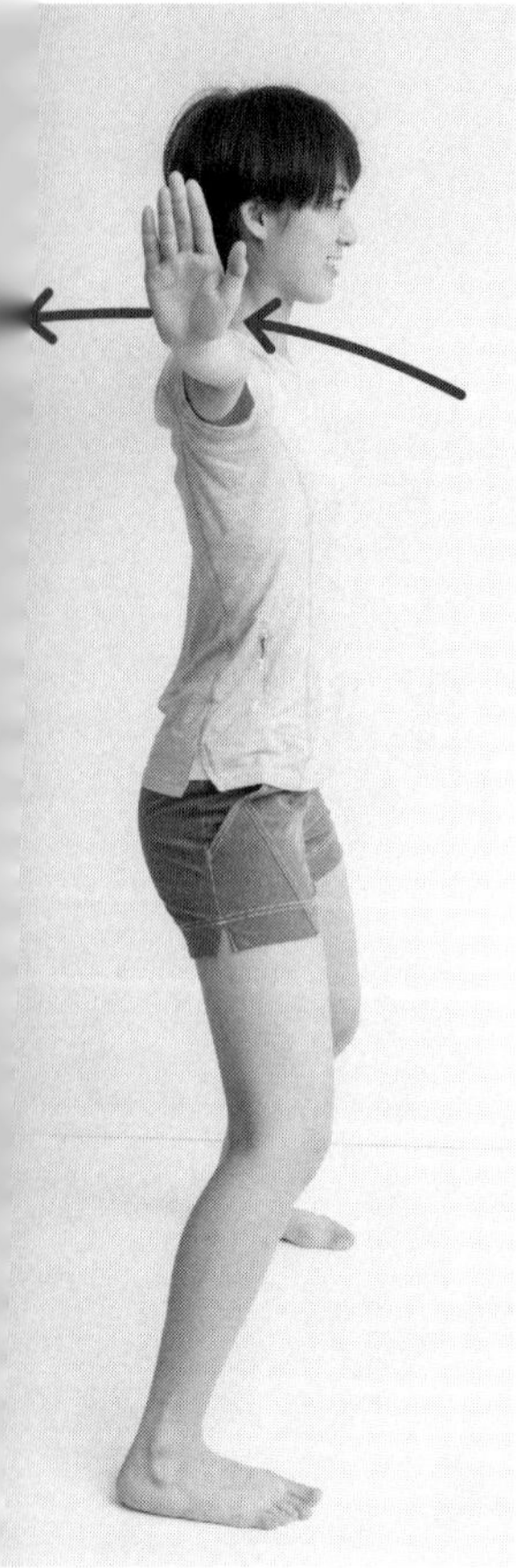

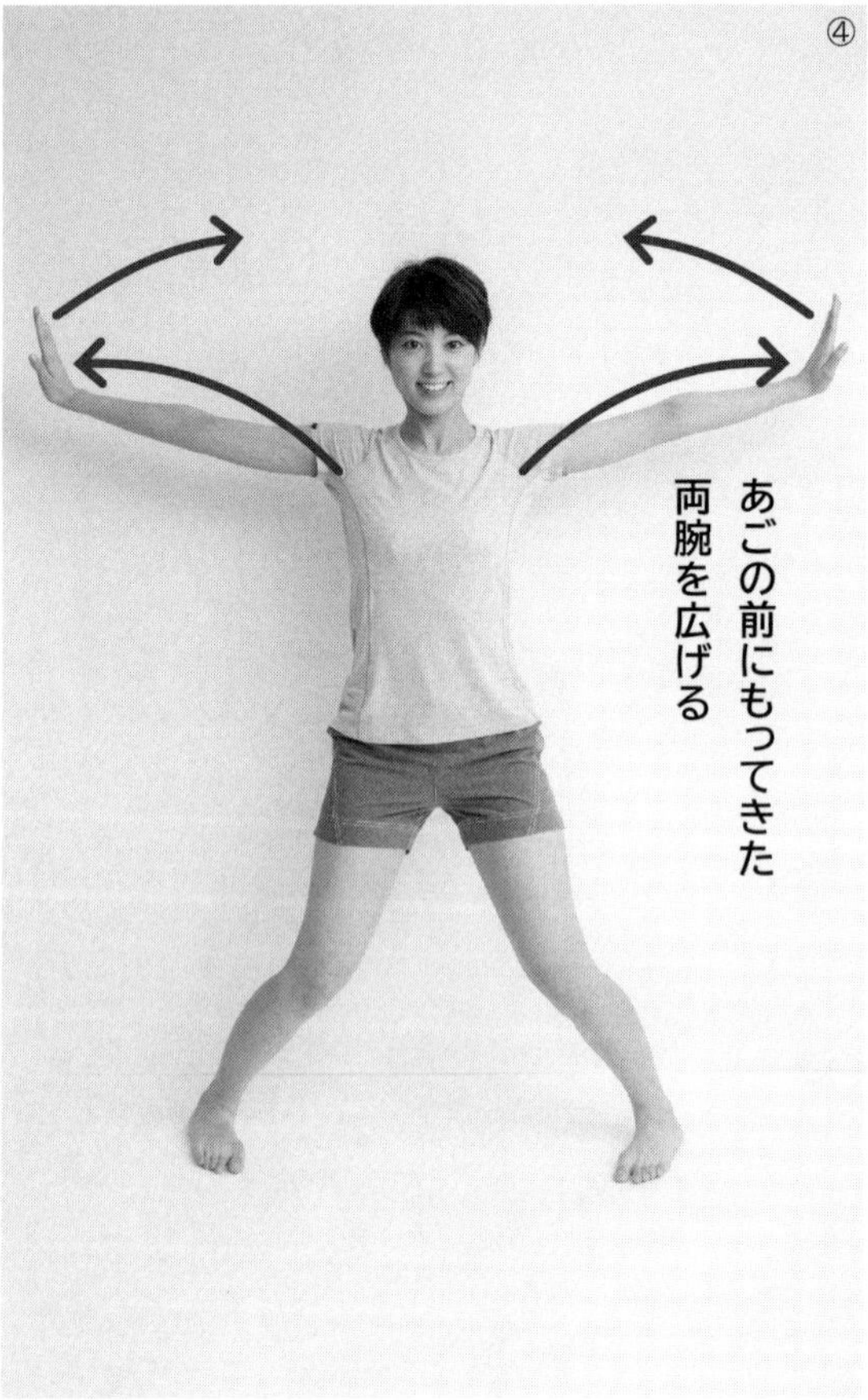

⑤ そのままひじの高さを変えずに手首を曲げたまま、両腕を後ろで近づけます。④、③、②、①の順に腕を戻し、これを繰り返します。

ポイント 多少、上半身が前に倒れてもよいので、後ろにのばした腕をなるべく大きくまわしましょう。

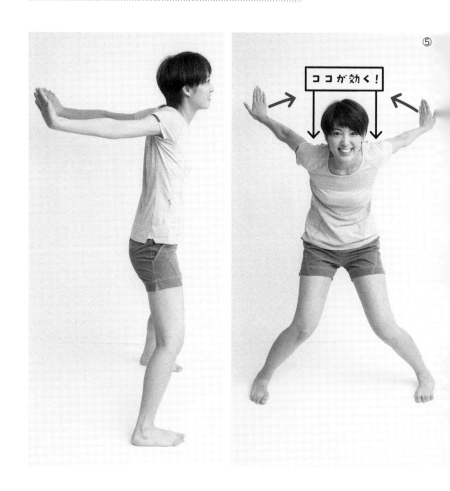

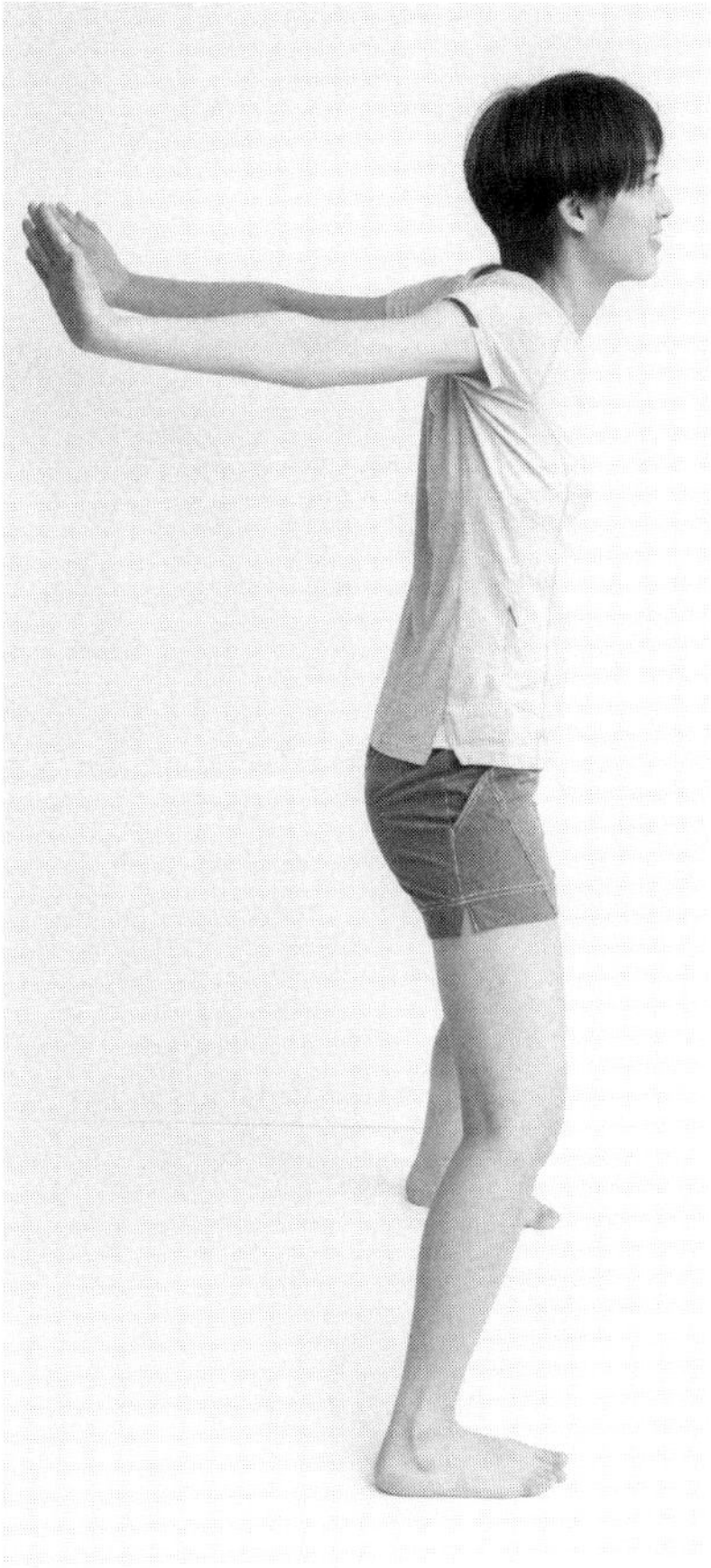

第5章

ずぼらでも大丈夫！
ながらストレッチ

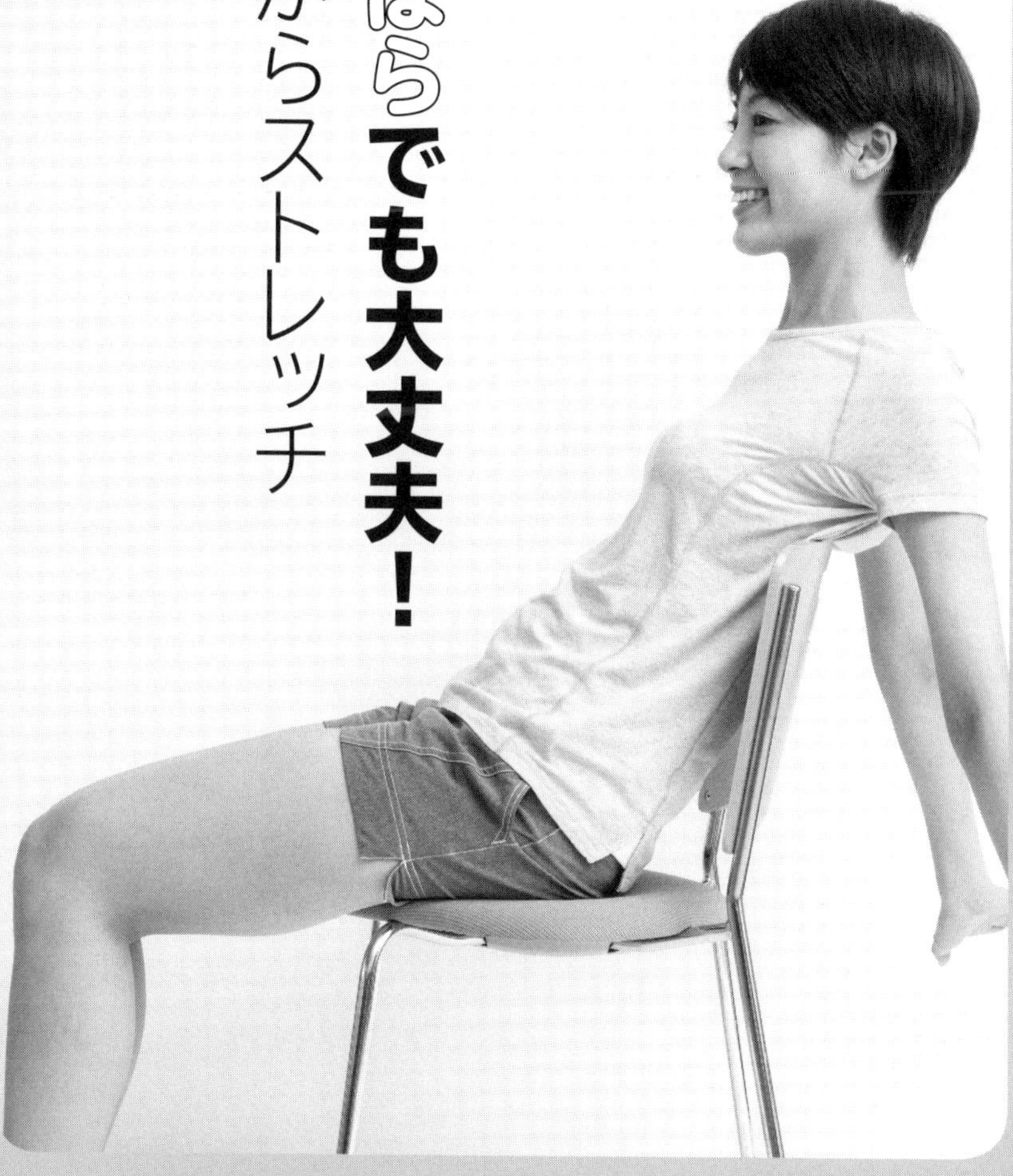

1 「歩きながら」ストレッチ

近所まで出かけるとき、トイレに行くときなど、歩きながら肩こりを解消できる、お手軽ストレッチです。

●ひじを前後に動かしながら歩こう

①

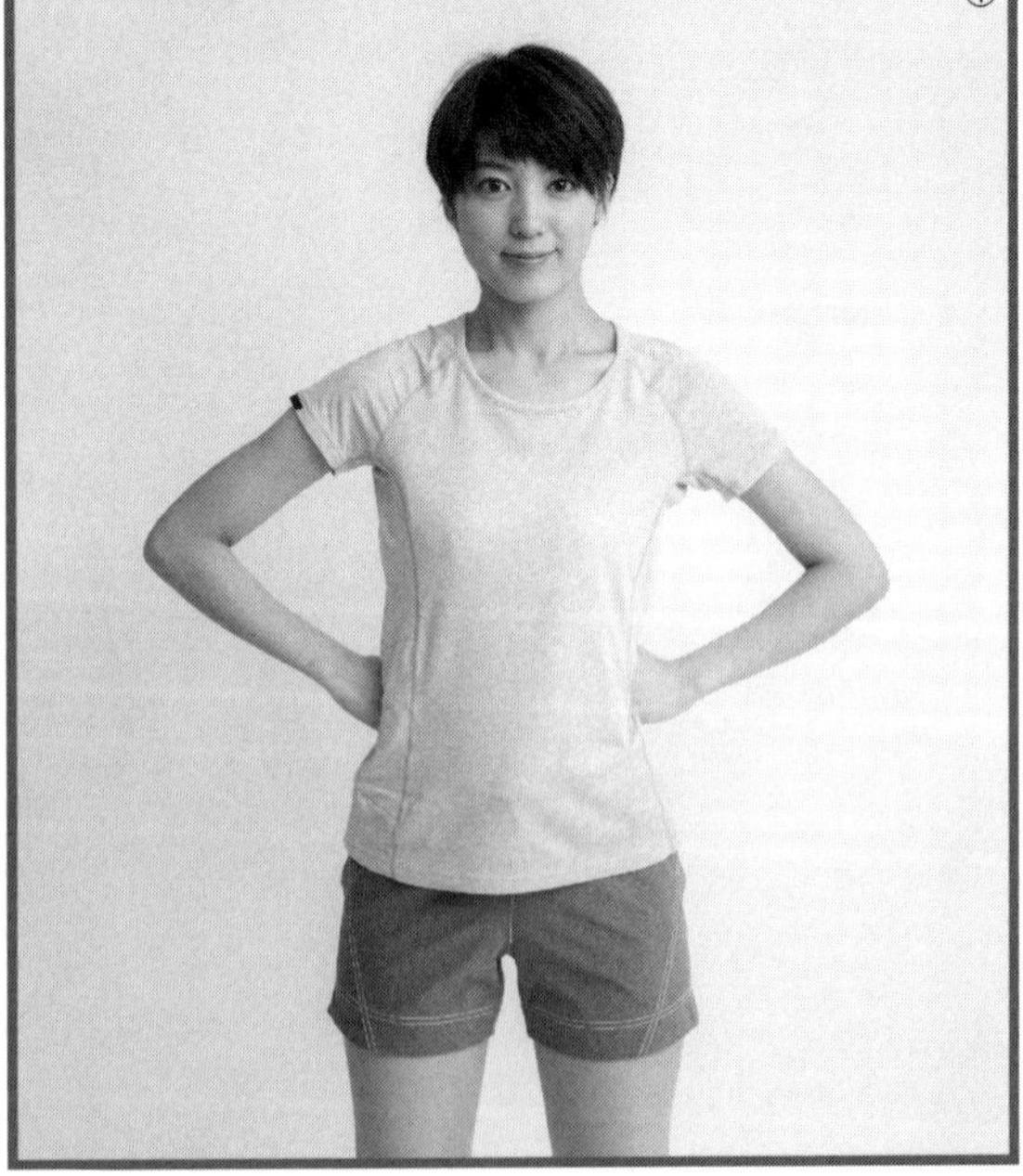

②

左ひじを前に

① こぶしを腰にあてます。

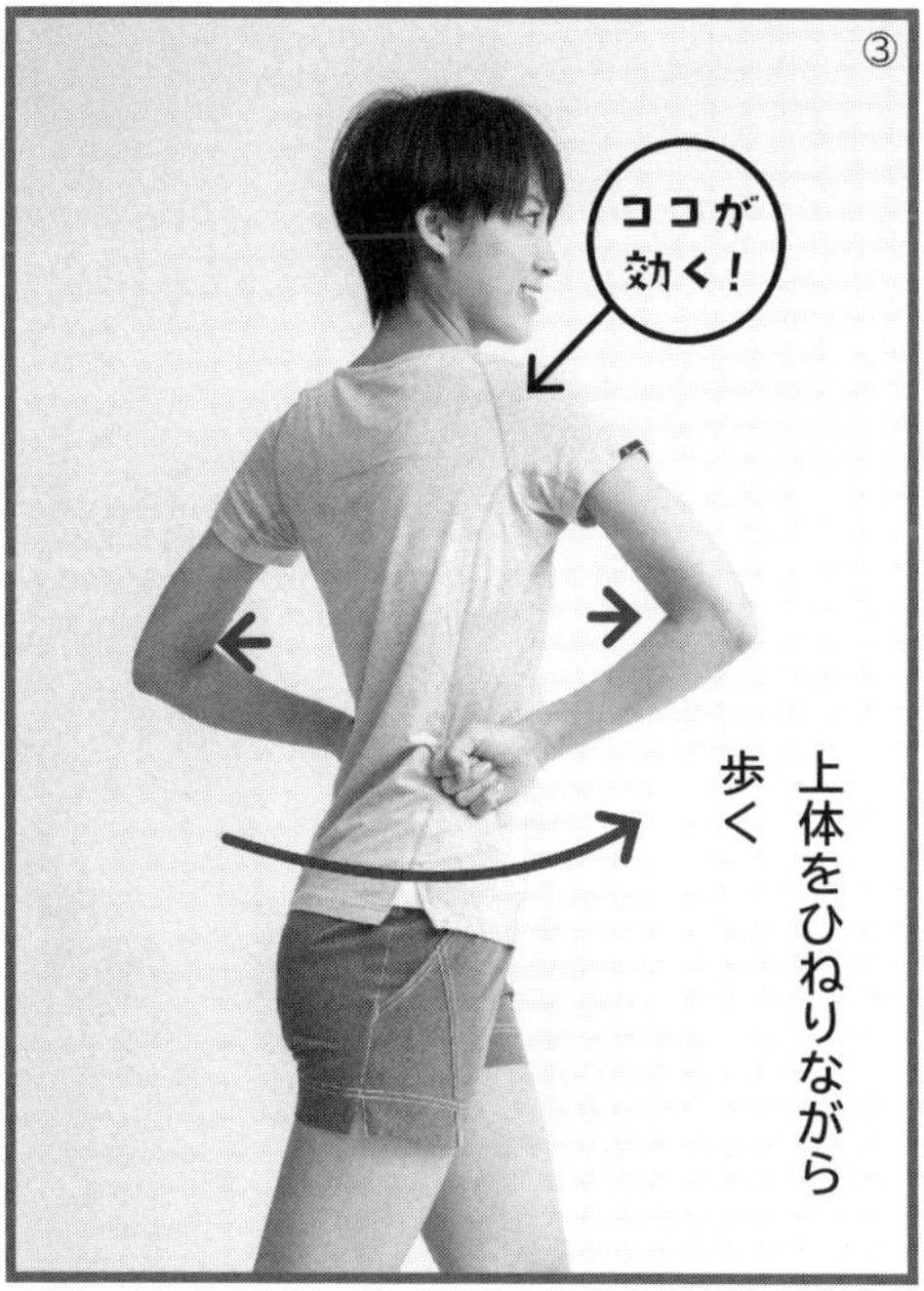

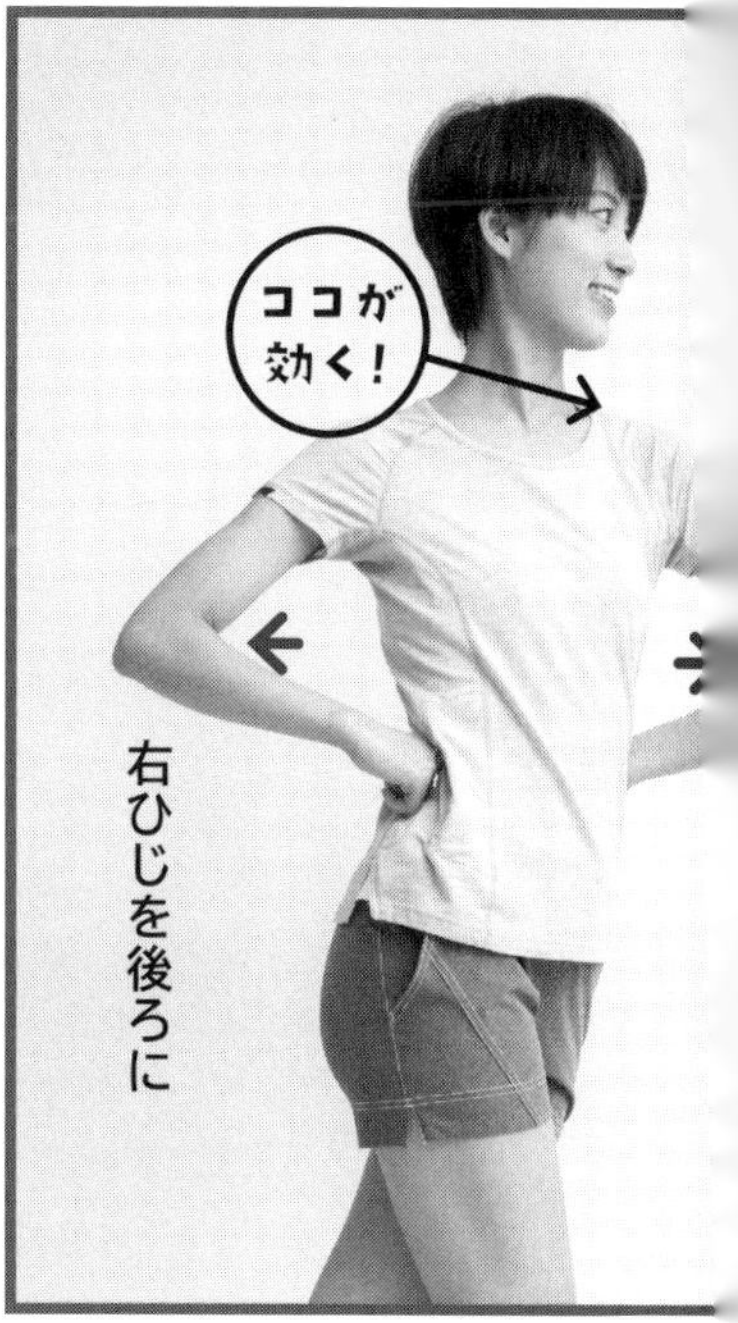

② 一歩目に右足を前に出したら、左ひじを前に出し、右ひじを後ろに引いて上体をひねります。
③ 次に左足を前に出すときに、左右の腕を逆にして、ひじ、上半身を大きくひねります。

ポイント 前に出すひじを出した足のひざにあてるイメージで動かしましょう。

●腕をひねりながら歩こう

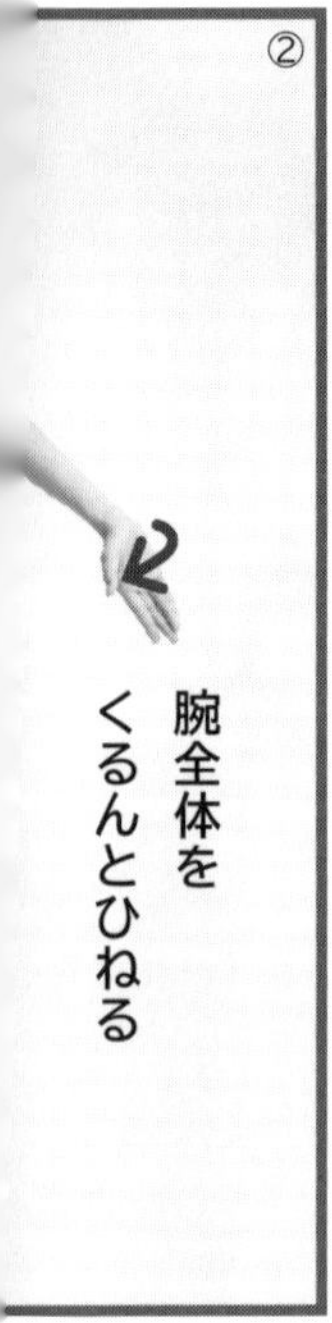

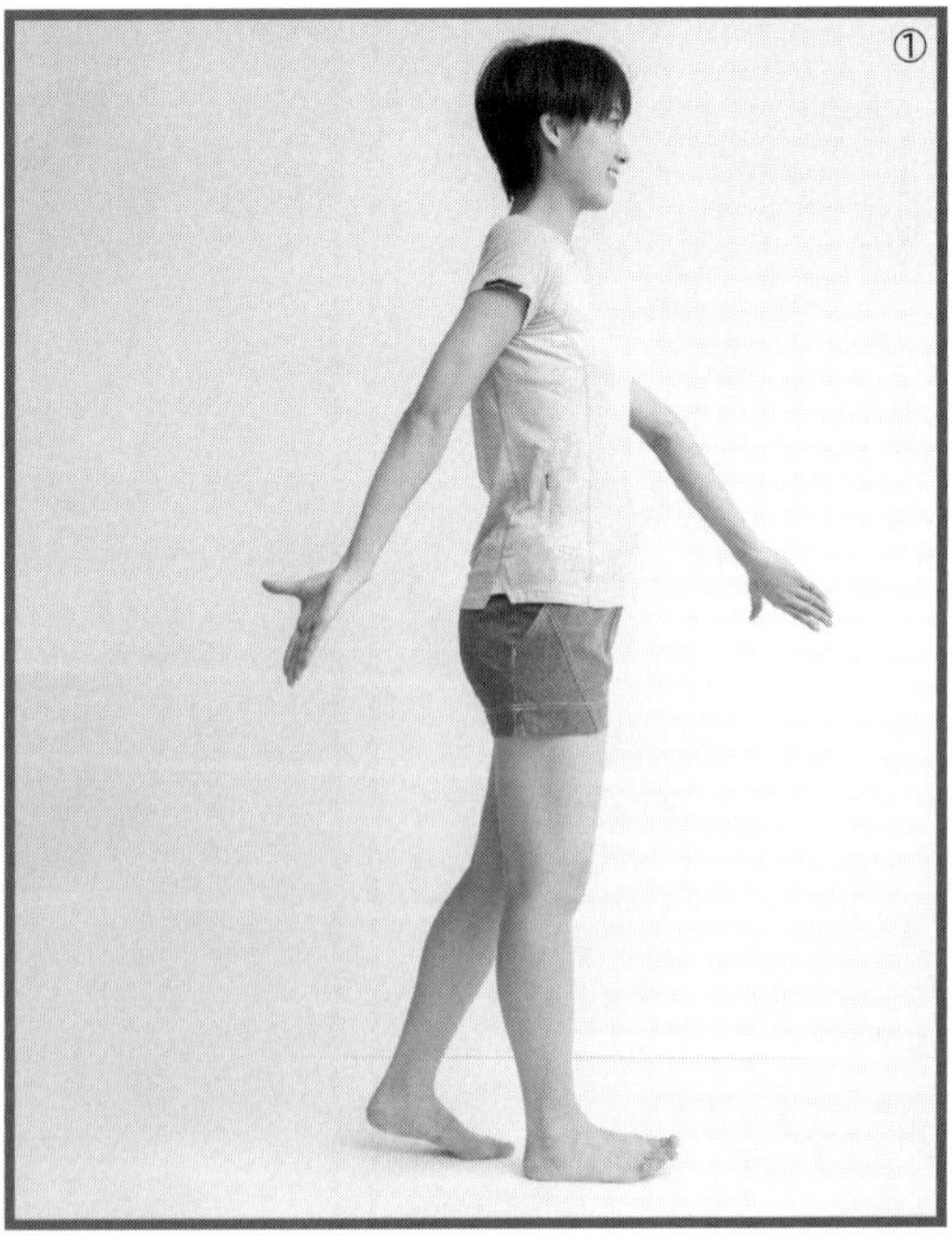

① 腕を前後に広げ、手の甲を体のほう（内側）に向けるように両腕全体をそれぞれひねります。

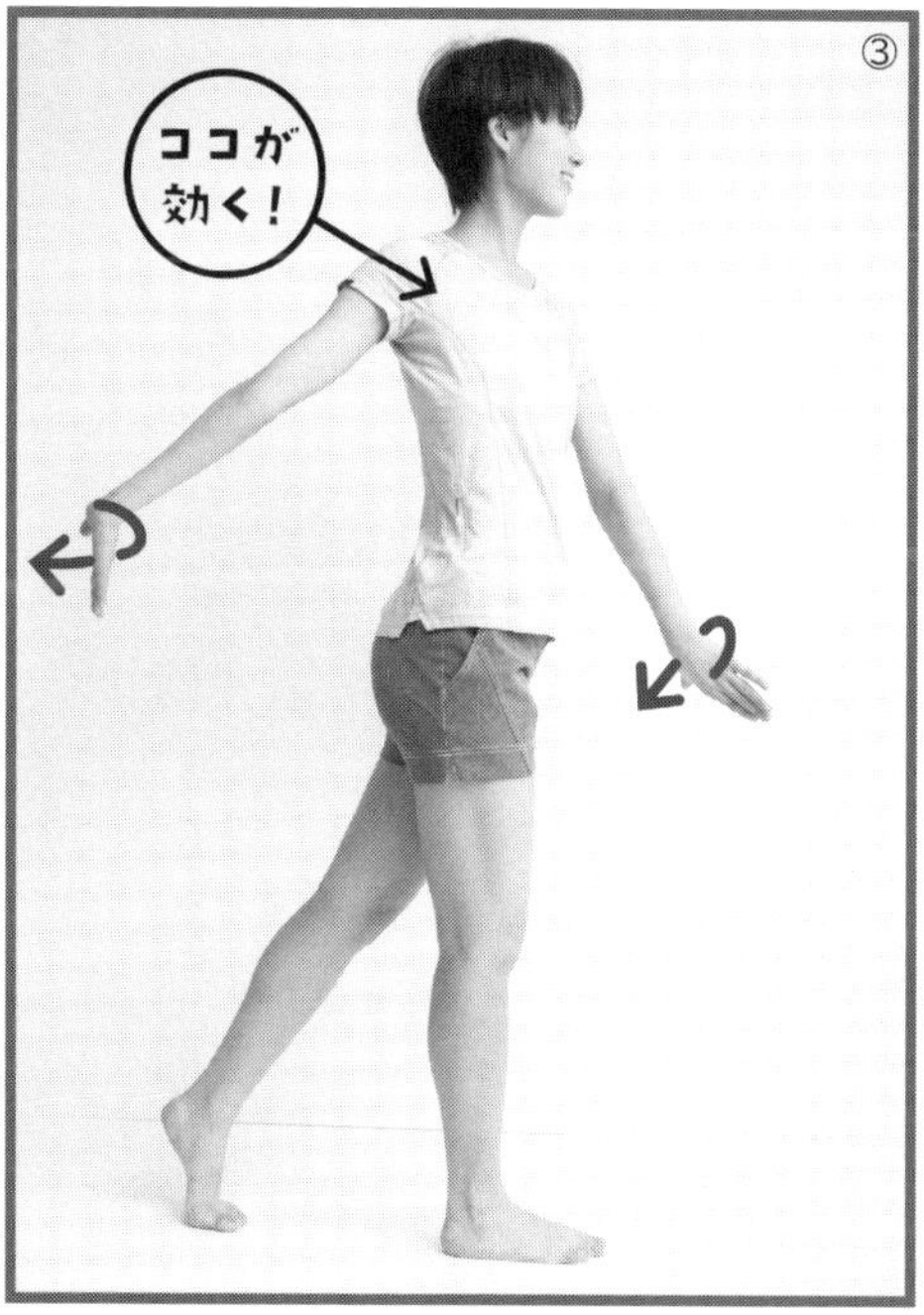

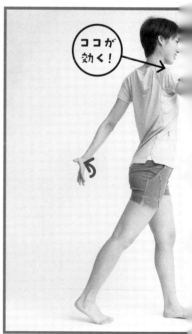

② 一歩踏み出すときに腕が体の横を通る際、手の甲が外を向くよう腕を回転させ、さらにひねって手の甲を内側に向けます。
③ 次の一歩で腕は①の状態に戻し、①と②を繰り返します。

ポイント 両手の親指が遠くに行くように、大きく腕をひねりましょう。

2 「立ちながら」ストレッチ

待ち合わせをしているときや、仕事や家事のちょっとした空き時間などにぴったりのストレッチです。すぐにできるので、腕や肩をしっかりほぐしていきましょう。

●ひじを上げ下げしてみよう

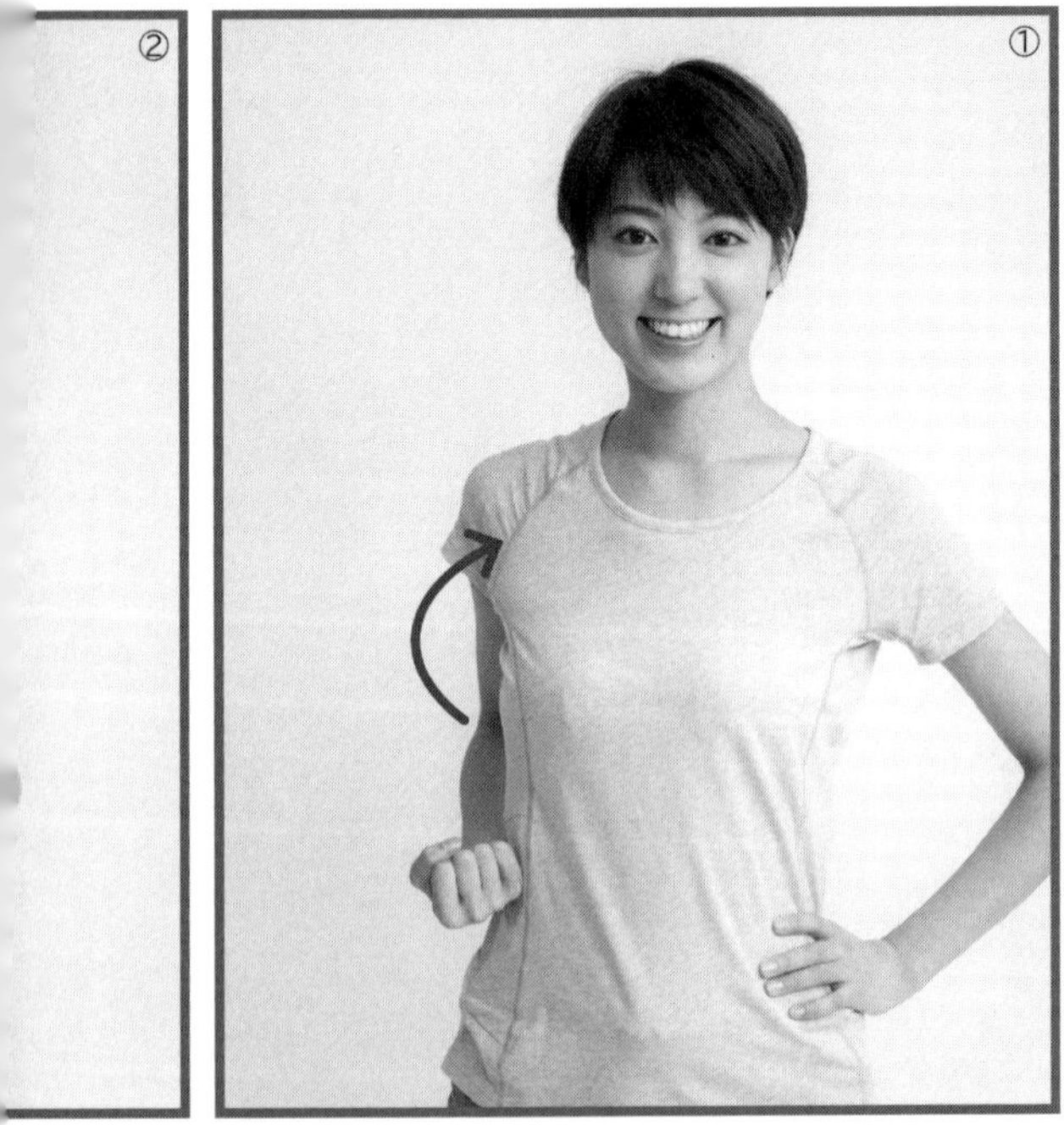

① 右手を軽くにぎって、こぶしの手の甲を下に向け、右腰にあてます。
② 右腕は脇腹をこするようにしながら、胸の前まで出します。

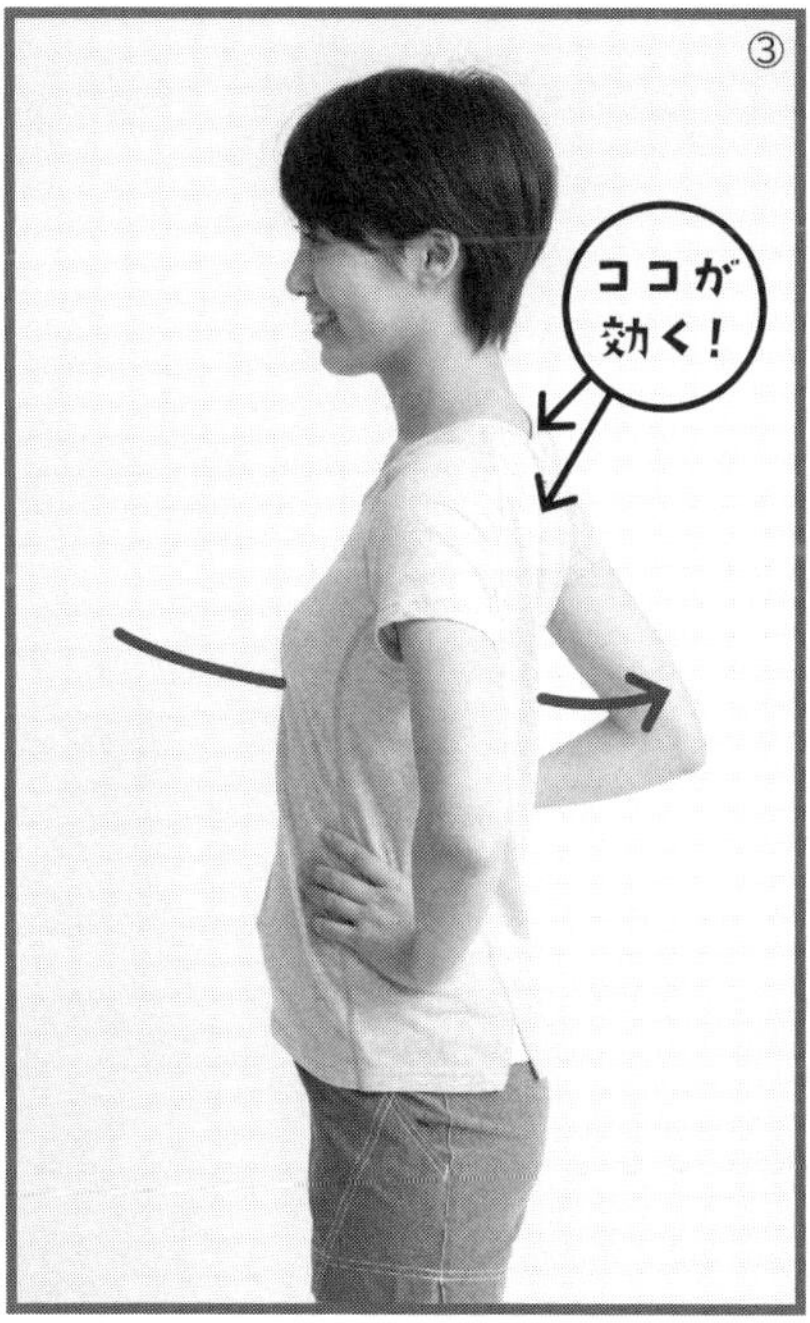
③
ココが
効く！

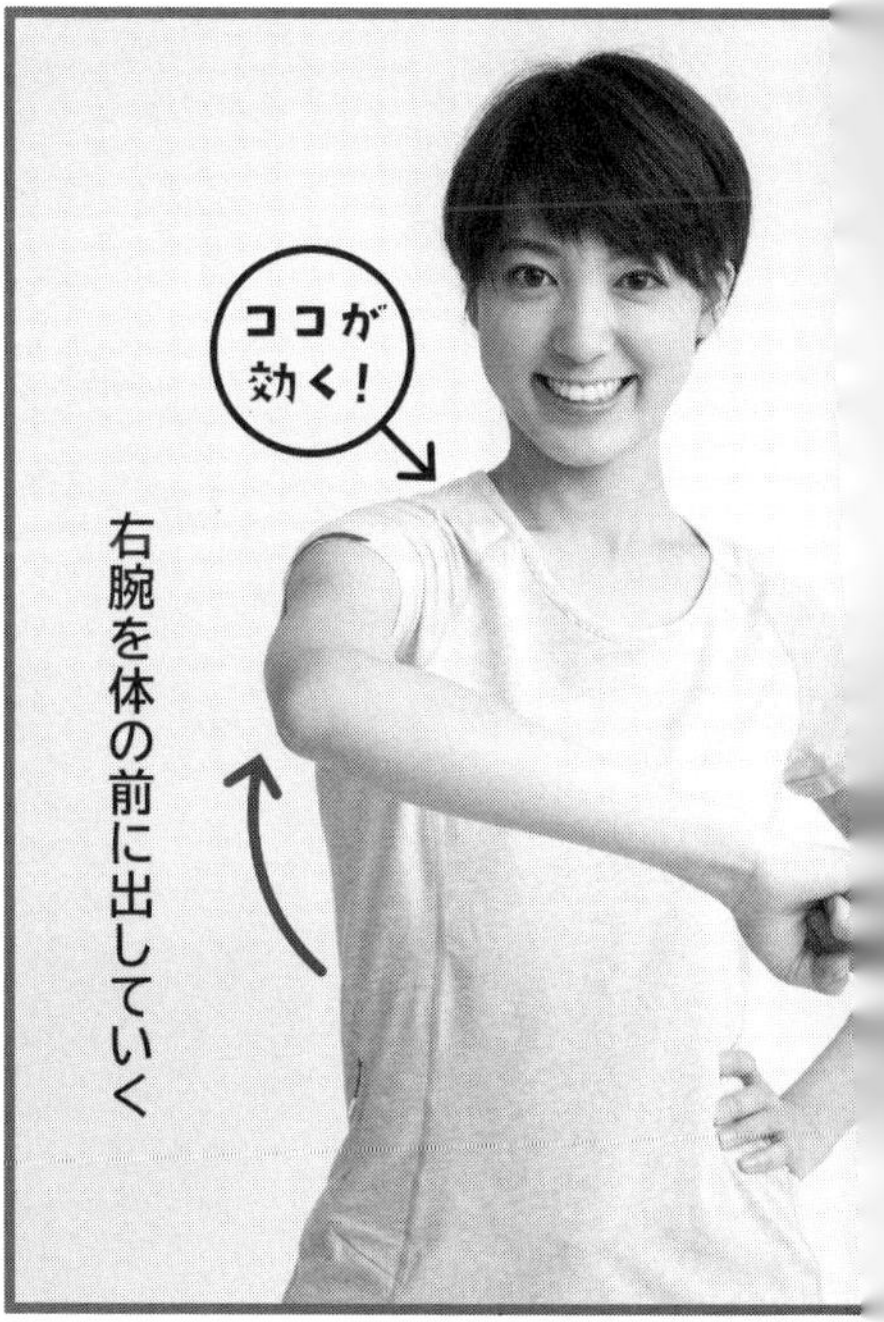
ココが
効く！
右腕を体の前に出していく

③ ①の状態に腕を戻し、左右の手を入れ替えて繰り返します。

ポイント　前にひじを出したら、小指側を顔に向けるように腕をひねりましょう。

●ひじから先をぐるぐるまわそう

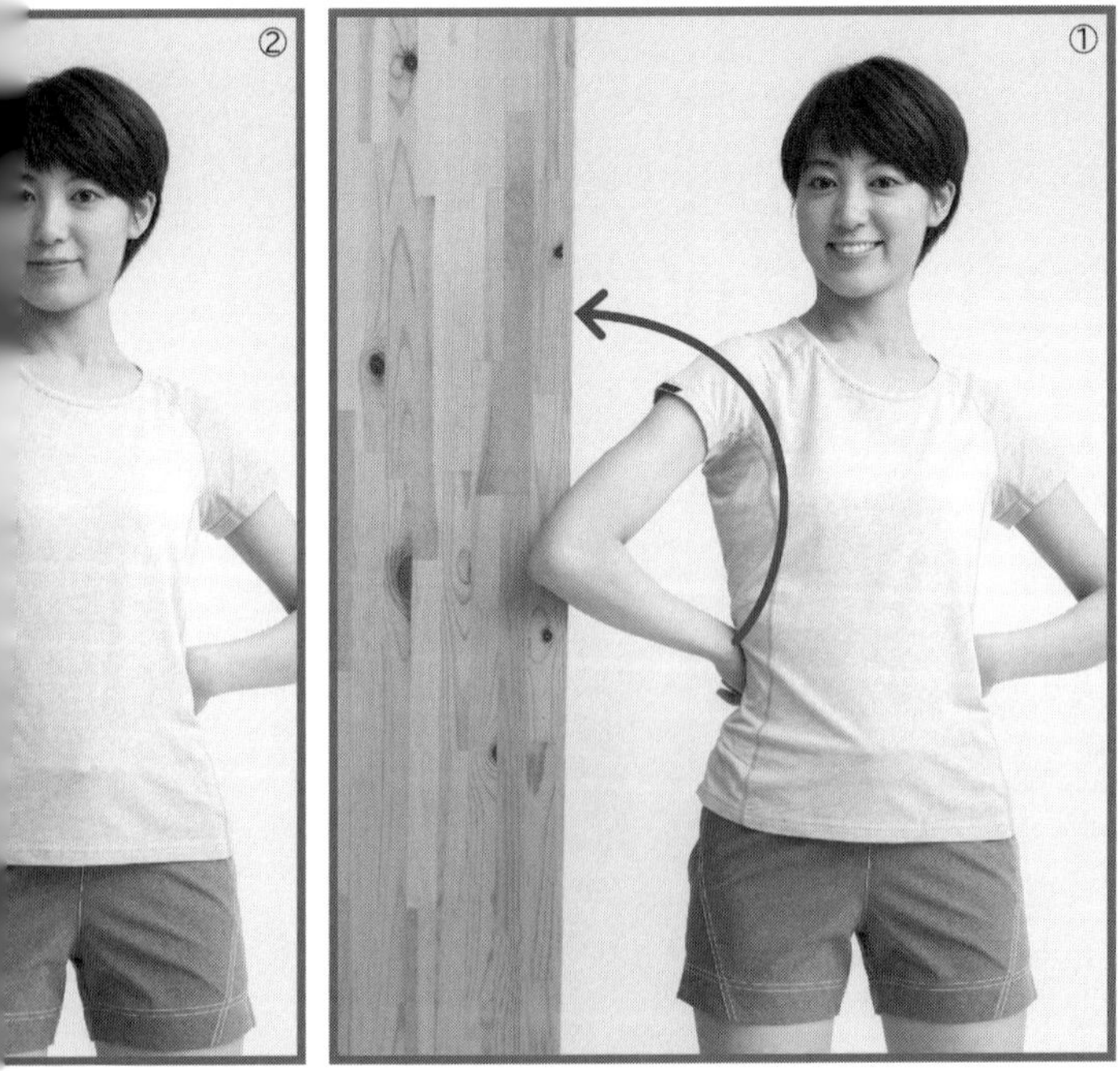

① (ひじをあてられる柱などの角がある場所でのストレッチです)右手を軽くにぎり、こぶしの甲を腰の後ろに当てます。柱の角のやや後ろに立ち、右ひじを前に押し出し柱の角にあてます。
② ひじの位置は動かさないように、こぶしを上から外へ円を描くようにまわします。

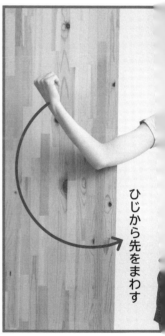

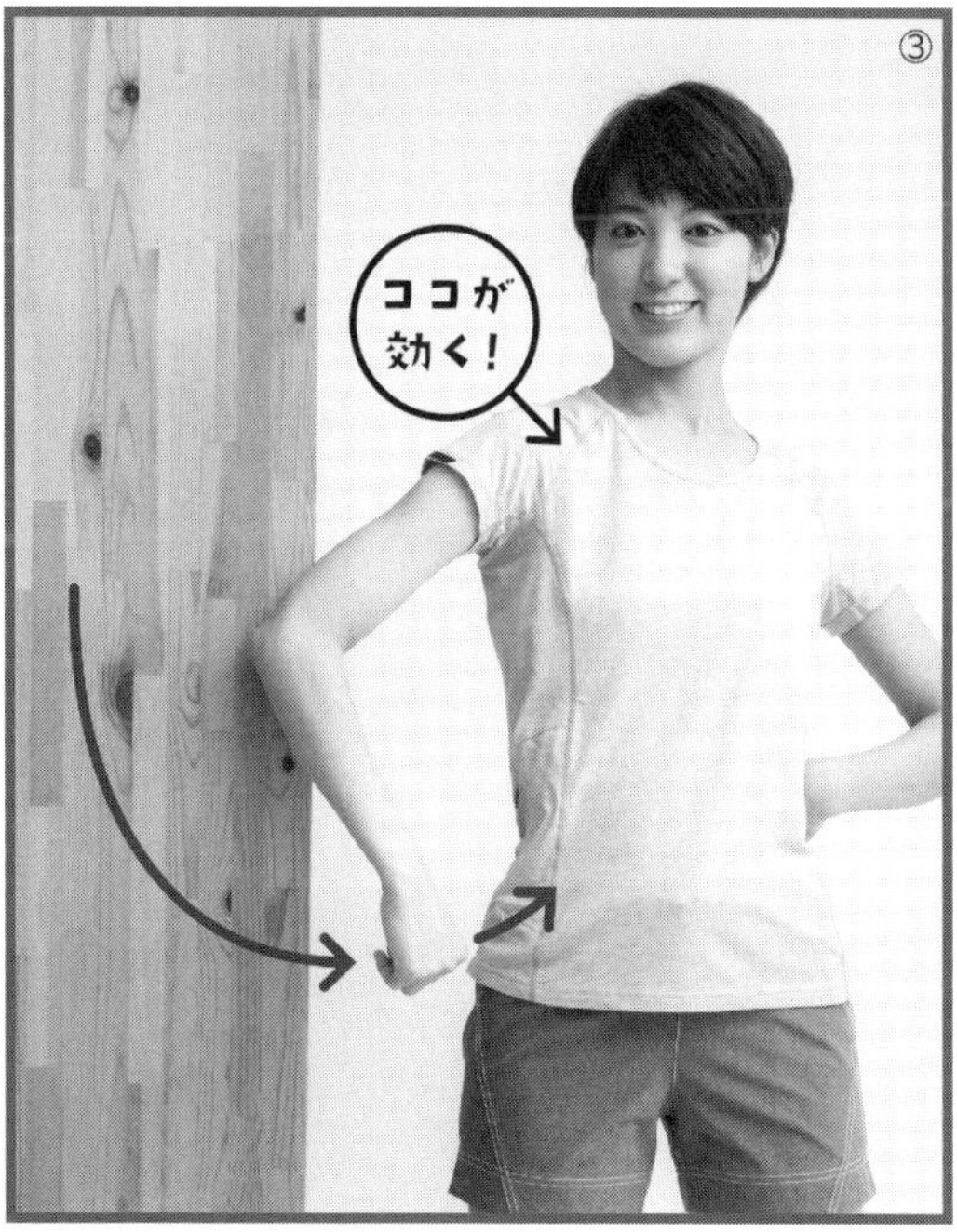

③ ひじが動かないように腕をまわし、①の位置に腕を戻します。
これを繰り返したら、左右の手を入れ替えてみましょう。

ポイント 柱の真横でなく、やや後ろに立ちましょう。ひじを体よりもやや前に出した状態で柱にあてると効果があります。

3「座りながら」ストレッチ

イスに座りながらできる超簡単ストレッチです。テレビを見ながらや、オフィスでデスクワークの合間などに、肩こりを解消してしまいましょう。

●腕を後ろに引き上げよう

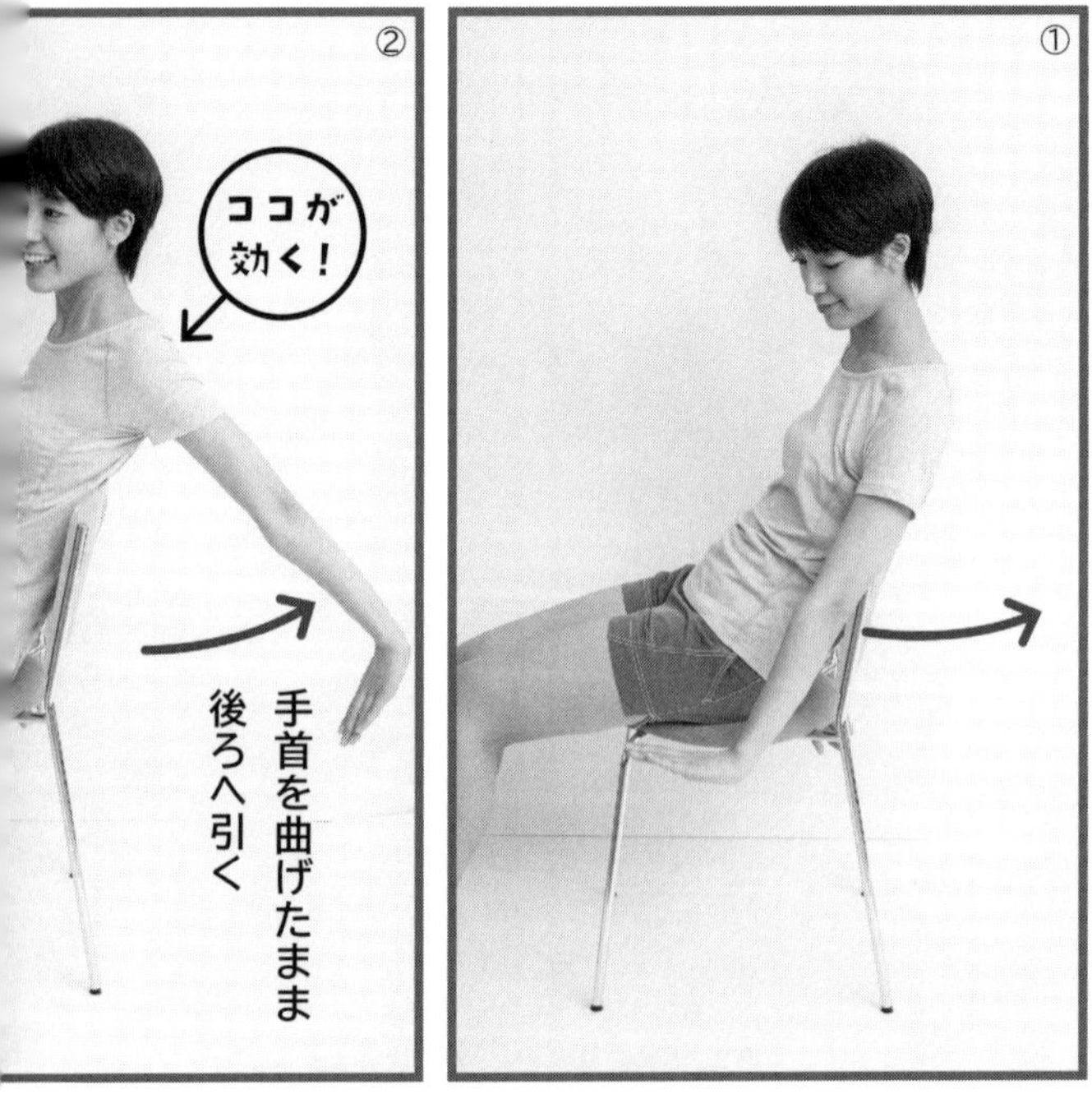

①
②
ココが効く！
手首を曲げたまま後ろへ引く

① 背もたれに背中をつけながらイスにゆったり腰かけます。ひじをのばし、手のひらが下に向くよう、手首をしっかり曲げましょう。

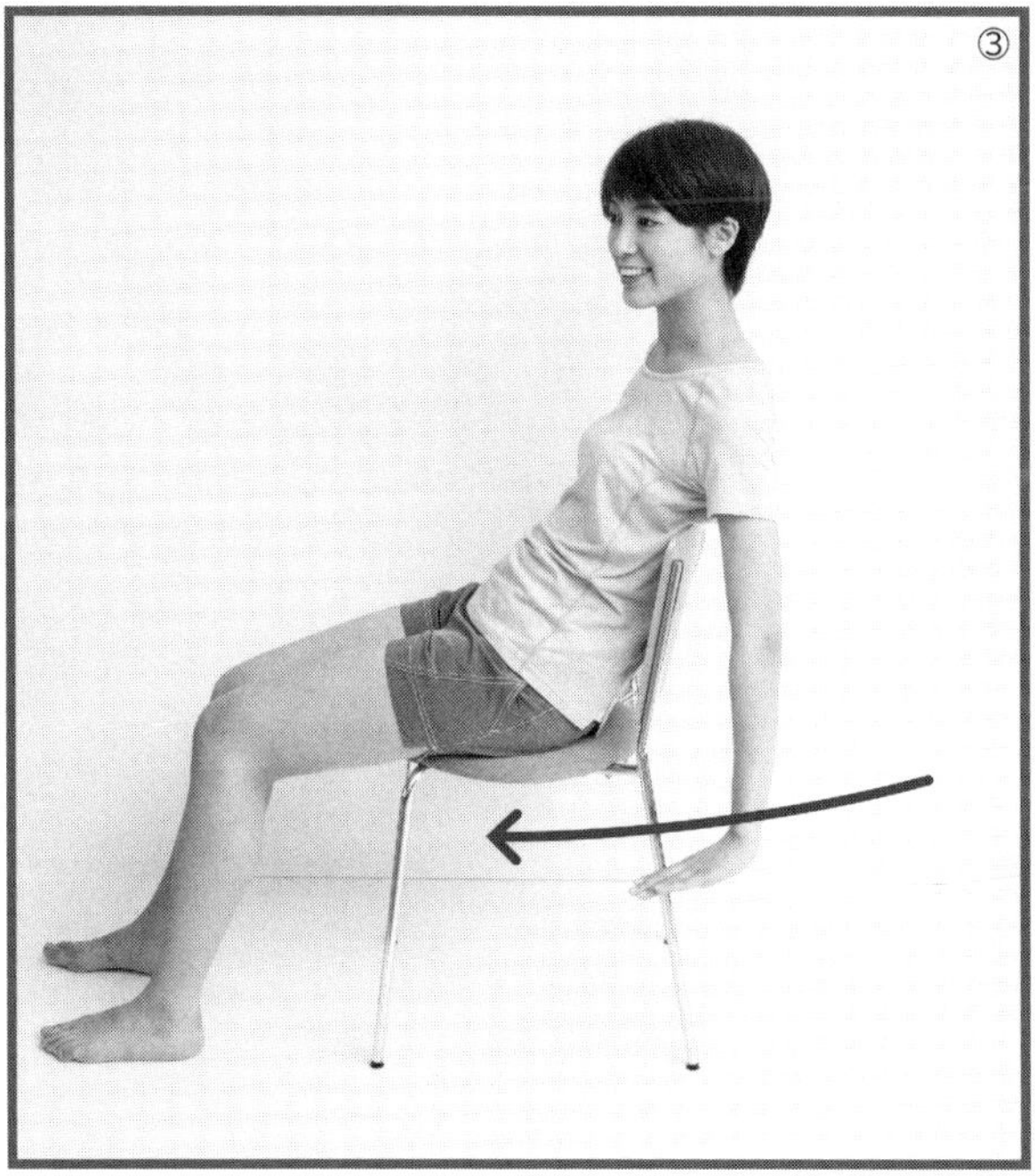

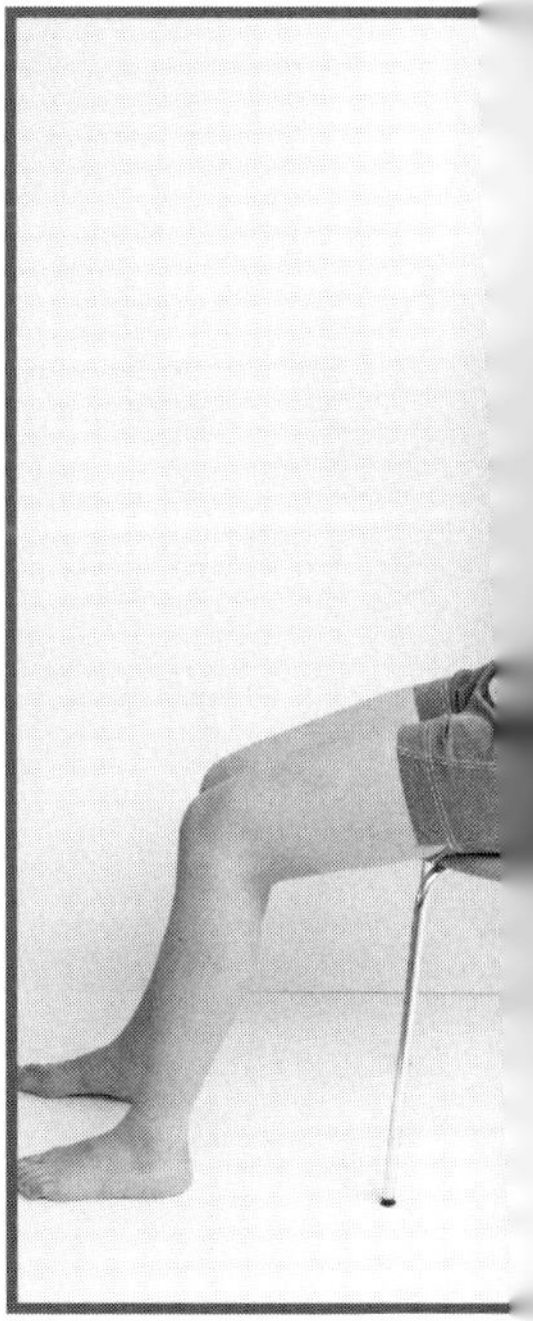

② 手首を固定したまま、ひじを曲げないようにして、腕を真後ろに引き上げます。

③ ②で限界まで引き上げたら①の状態に戻し、これを繰り返します。反対の腕でもストレッチしてみましょう。

ポイント 手首を曲げたまま、肩を上下させないで腕を動かしましょう。

●腕を後ろで左右に動かそう

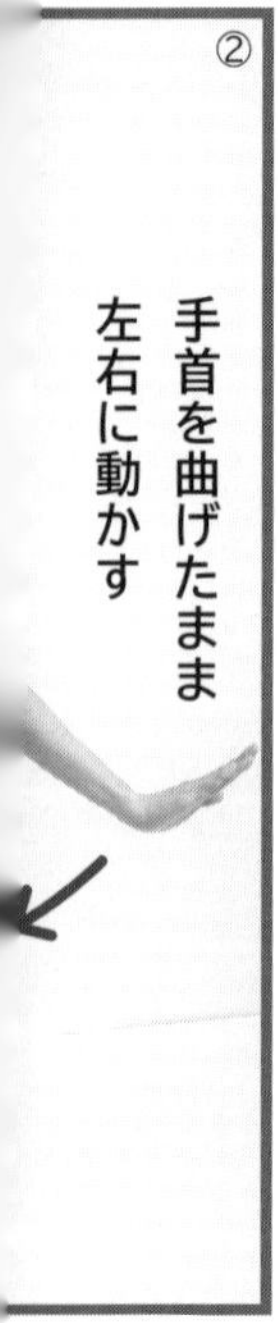

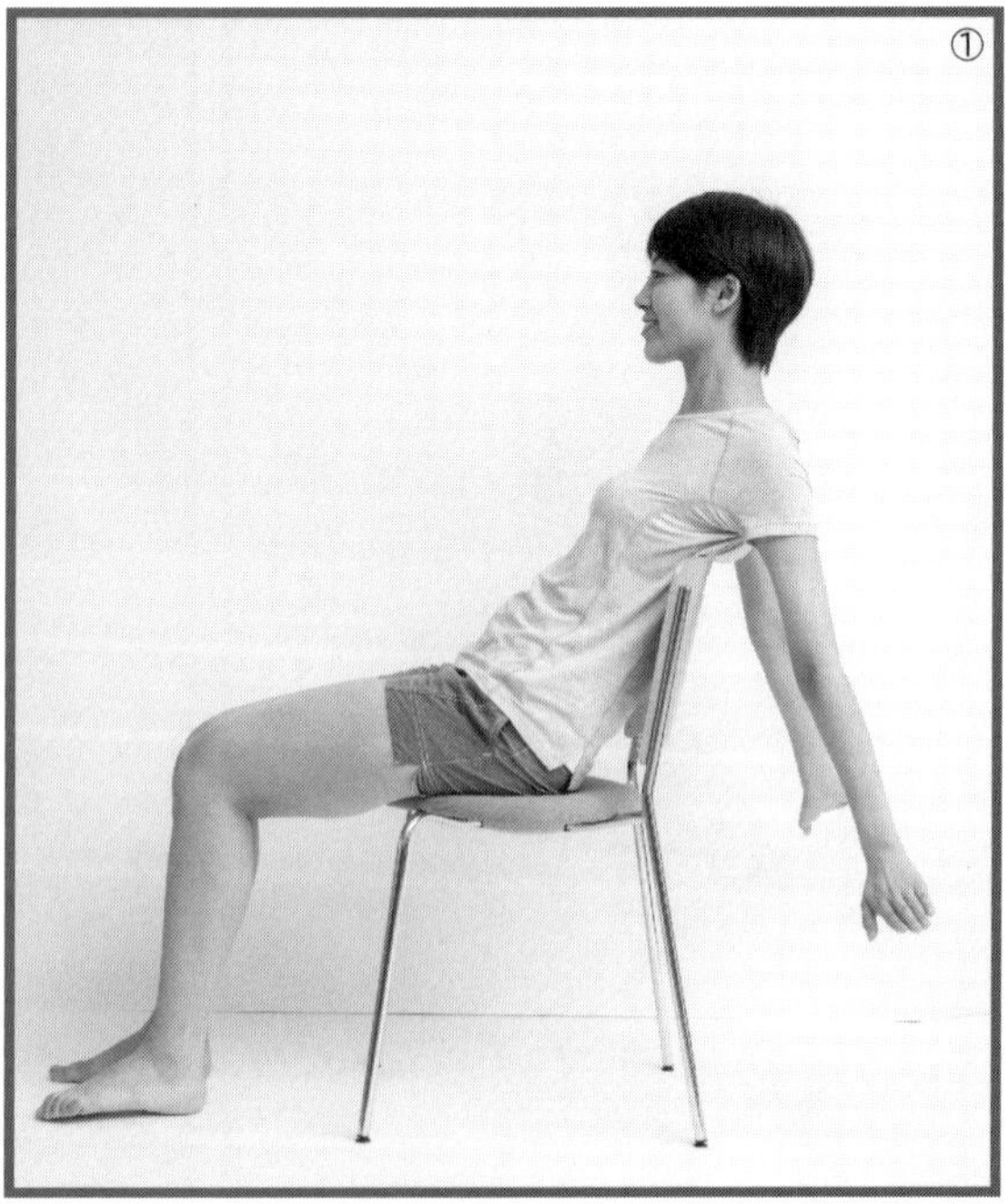

① 背もたれに背中をつけながらイスにゆったり腰かけます。腕を後ろの下のほうにのばし、手のひらが下に向くよう、手首をしっかり曲げます。指先は外側に向けます。

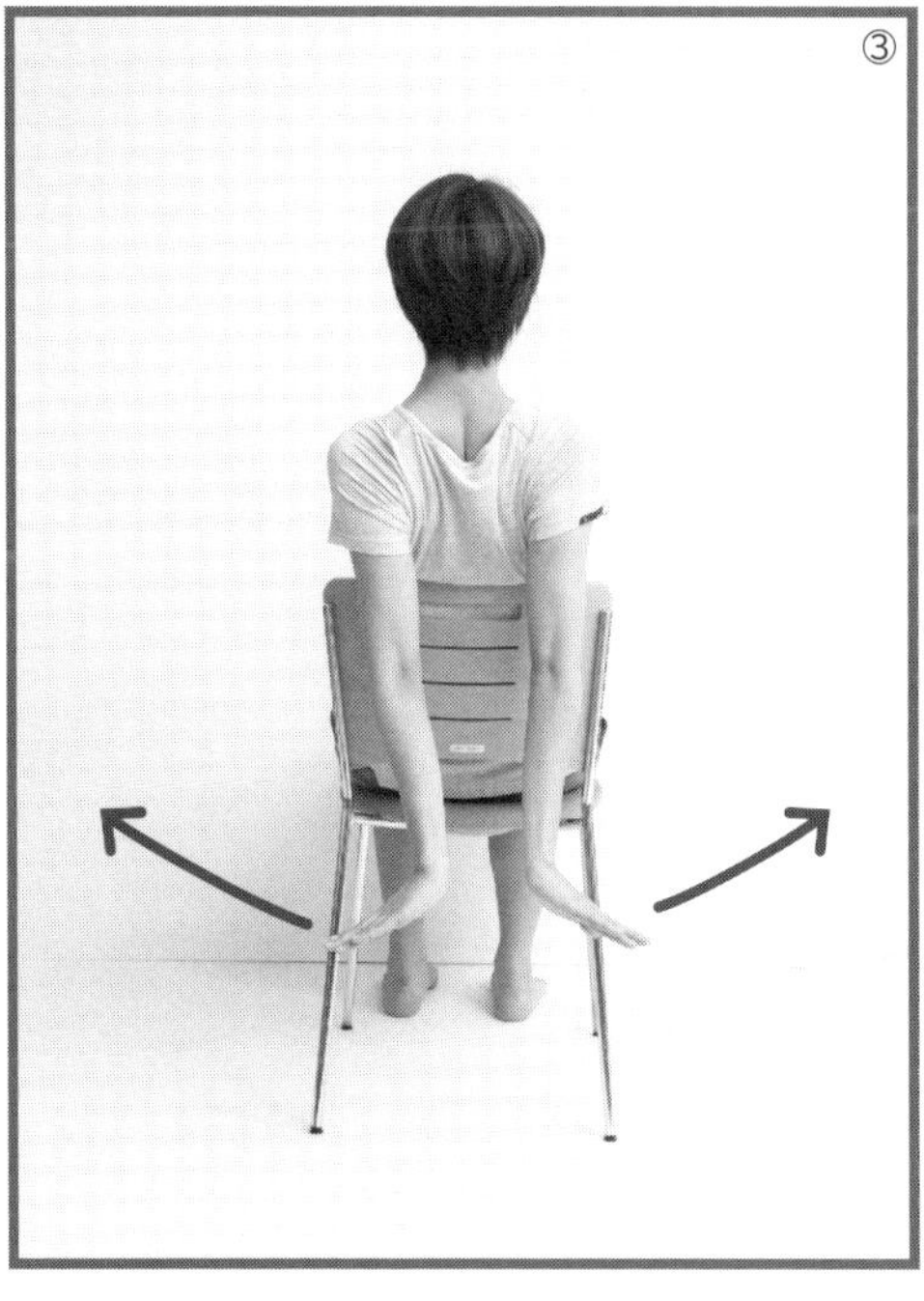

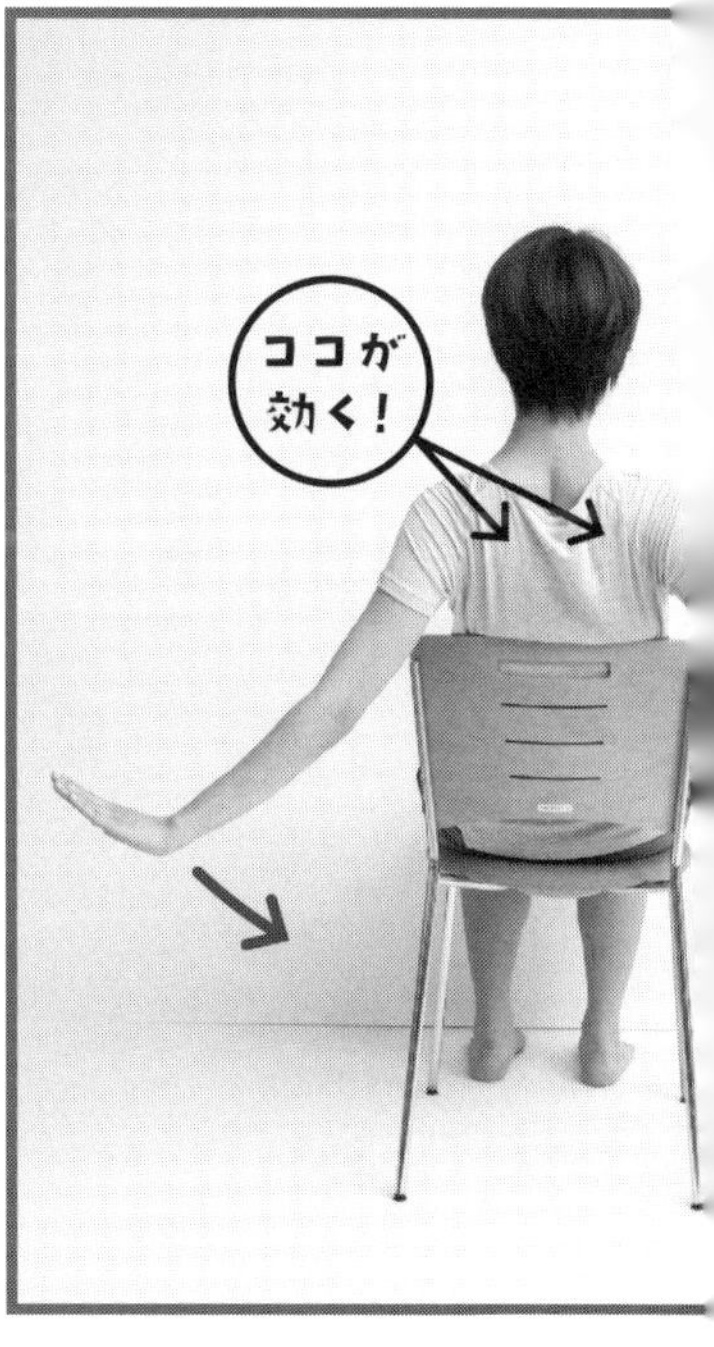

② 腕を曲げないようにして手首は固定したまま、内側に寄せます。このとき手首と手首をあてるような意識で近づけましょう。
③ ②の位置まで腕を戻し、これを繰り返します。

ポイント 左右の肩甲骨を寄せたり離したりするイメージで動かしましょう。

第6章

初めてでも安心！みんなの体験談

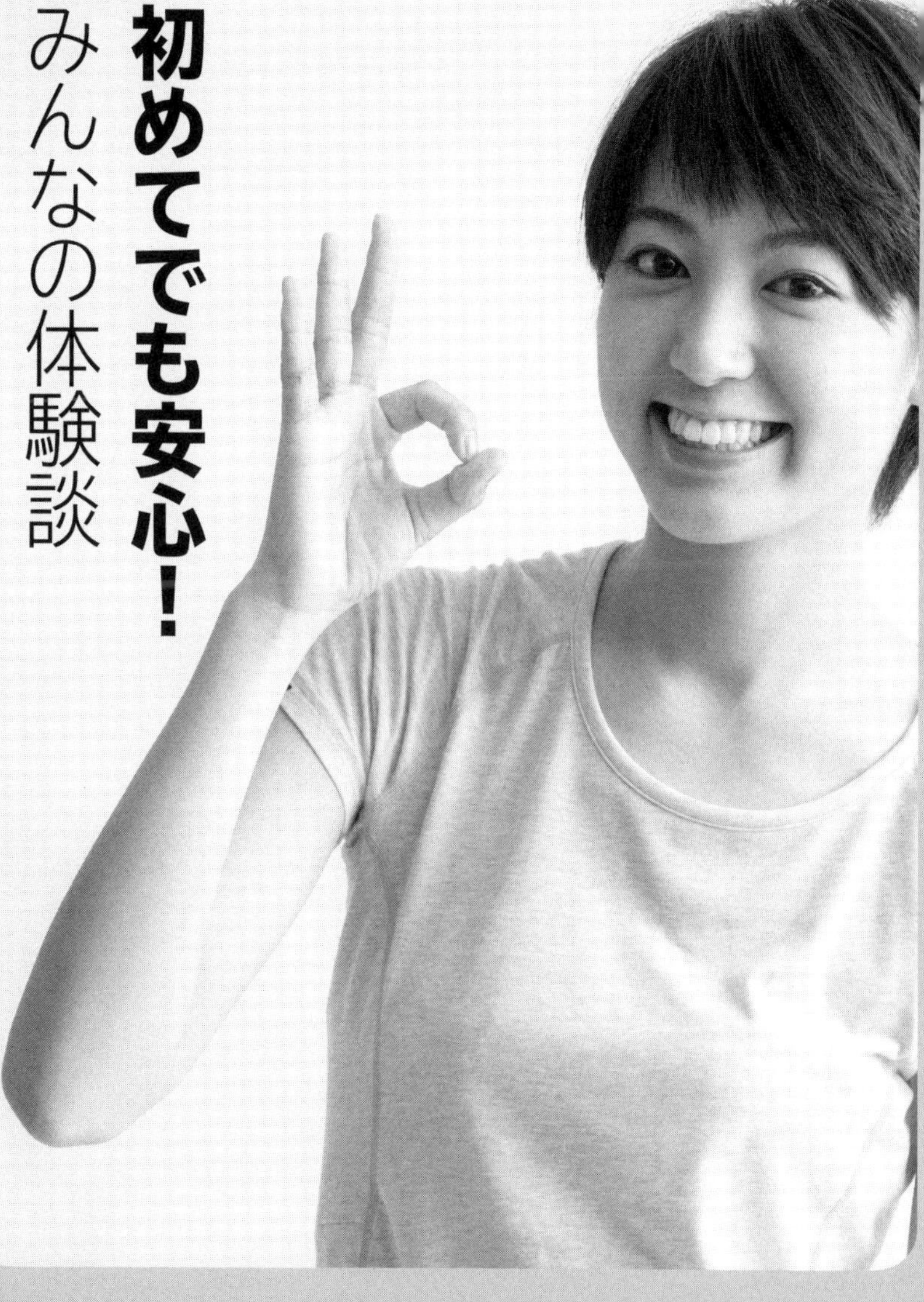

多くの人の感謝の声に支えられて

東京の赤坂にある、私が主宰している空手教室で「スロー空手ストレッチ」のレッスンを行っています。

そのクラスの生徒から、

「本当に肩が楽になった！」

「腕が全然上がらなかったのに、上がるようになった」

「目もスッキリ！　疲れ目で悩まなくなった」

「毎回、体が生き返るようです」

など多くの感謝の声をいただいています。

そこで今回、本書のために生徒に感想を書いてもらいました。

ほんの一部ですが、紹介させていただきます。

マッサージに行かなくなりました

肩こりがひどく、以前は週一のペースでマッサージに通っていました。それがスロー空手ストレッチのレッスンに通うようになって以来、気がつけば、いつの間にかマッサージに行かなくなっていました。

ストレッチをしていて特に感じるのは、左右、凝り具合に差があるなということと心地よく感じられるところに差があるなという点です。また、ストレッチをすることによって、その日の体の状態もよくわかります。

レッスンが終わった後の帰り道、いつも体がとても軽く感じます。少し食生活が乱れたりしていたなと思っている翌日にこのストレッチを行うと、その違いはさらに歴然！

体だけではなく頭の中まですっきりします。

レッスンの後数日間は、すっきり感が続いています。月曜日と金曜日のクラスに出ているのですが、仕事の関係で月曜に行けないときは、その週ずっと体がだるくモヤモヤした感じが残っています。

長年続けていると体が変化し、柔軟性が増したような気がします。

特に肩！

知らないうちに柔らかくなっていました。

先日、息子と背中に両手をまわして手が届くかどうかを試したところ、それまでずっと左右差があり、片側は届かなかったのですが、左右差がほぼなくなり、どちらも同じくらい届くようになっていました。

以前は頭痛にまでなるような肩こりがあったのですが、知らないうちにそれもなくなりました。

また、ただのストレッチと違い、体のいろいろな使い方をイメージしながらできるのも楽しいところです。


I・Kさん（四〇代・女性・マーケティングコンサルタント）

五十肩の痛みが和らぎました

ストレッチをしているとき、体の細胞が少しずつ解放されている感じがします。終わった頃には爽快感があり「また来なきゃ」と思うのです。数日経つと、血の巡りがよくなっているような気がします。

長期での体の変化でいうと、五十肩の痛みを和らげることができたと思います。痛いから動かさないのではなく、少しずつ動かすことはいいのだと痛感しました。最近は、自宅でも体（特に、肩と指）のケアをしています。

教室に行かないとなまけて「ここまででいいや」と自分で限界を決めてしまうのですが、先生に「今日はこの量をしましょう」と体調に合わせて指導してもらえることが大変ありがたい。私の年齢にとっては、やさしくて、価値あるとっておきのストレッチ法になっています。

O・Mさん（五〇代・女性・建築士）

右腕が上がるようになった

一年ほど前にはじめた当時、私は右肩がひどく痛くて、右腕がほとんど上がらない状態でした。週に一回教室に通っているうちに、稽古後、その日一日は痛みがなくなり腕が上がる、という状態に改善。

それから痛みがない時間が少しずつ延びていき、稽古後二日間は大丈夫になり、次第に三日間になり、四日間になり……スロー空手ストレッチをはじめて半年経った頃には、右肩の痛みがまったくなくなっていました。

また、スロー空手ストレッチを終えて帰るとき、いつも目に変化を感じます。来るときよりも視界が広がり、明るくなって、「よく見えているなあ」と実感するのです。私の場合は、スロー空手ストレッチをはじめる少し前に空手教室にも通いはじめたので、あるいは合わせた効果もあるのかもしれません。

S・Mさん（四〇代・女性・ヴァイオリニスト）

パソコン仕事で凝った肩まわりが楽に！

髙橋先生に息子がお世話になっている縁で、スロー空手ストレッチ教室に通いはじめました。「突き」ストレッチや「ひじ打ち」ストレッチなど、日常生活では動かさない肩や背中の筋肉を動かすことで、パソコン仕事で凝り固まった肩のまわりの筋肉をほぐすことができています。「万年肩こり」の私の肩も、だいぶ軽く感じるようになりました。

ときどき、そろそろ「四十肩かな？」と思うことがありますが、そんなときはスロー空手ストレッチで教えていただいた、肩甲骨はがしの要領で軽くストレッチをしています。四十肩は筋肉を動かしたほうがいいと聞いたので、ちょうどいい運動になっています。

S・Rさん（三〇代・女性・医療事務）

疲れにくくなりました

スロー空手ストレッチは、日頃の運動不足を解消する目的ではじめました。続けてみると、いつの間にか肩こりが解消されていることに気づきました。

特に突く直前に腕を引く動作や、ひじ打ちをするときに肩甲骨をはがすように腕をまわす動作が、肩のまわりの筋肉を気持ちよくほぐしてくれます。

日々ストレッチ感覚で、気軽にテレビを見ながら続けていたところ、血流改善から肩こりの悩みもなくなり、疲れにくくなった気がします。

また空手の動作を意識することで自然と姿勢が正されるので、これも肩こりの改善につながったと思います。ふだんの生活の中で肩をまわす動作はなかなかないので、意識して肩周辺を柔らかくしておくことで、この先なるかもしれない五十肩の予防になると信じて、今後も無理なく続けていけそうです。

E・Mさん（四〇代・女性・英語講師）

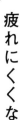

肩ってこんなに軽かったの？

マッサージへ行くと、「すごく肩が凝ってますね。すごく硬い！」といわれ続けてきたのですが、自分ではまったく肩こりの自覚がなく、肩こりの悩みもありませんでした。

ただ、昔から腰の痛みがひどく、疲れるとすぐ腰が痛みました。

スロー空手ストレッチを初めて体験した後、本当に肩がすっきり軽くなり、初めて自分の肩が固まっていたことを自覚しました。

そして翌朝、「肩ってこんなに軽いんだ！」と、とても驚きました。目もスッキリしたようでした。そして不思議なことに、続けていくといつの間にか腰痛がなくなりました。これからも続けていきたいです。

T・Tさん（三〇代・女性・ソムリエ）

「体質で仕方ない」と諦めていたのに

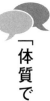

肩こりと頭痛がひどく、毎週のようにマッサージへ行っていました。マッサージ師にいわれ、枕を替えてみたりしましたが、一向に改善しないので、「体質なので仕方ないのかな」と諦めていました。

会社のイベントで、スロー空手ストレッチをしたときは、それまで二週間くらい頭痛が続いていたのですが、終わった後に頭痛が消えていたのでとても驚きました。

肩もすごく軽くて、自分で改善することができるんだとうれしくなりました。気持ちいいので毎日続け、あれだけ通っていたマッサージにも今では行ってません！

S・Wさん（五〇代・女性・プログラマー）

夜もよく眠れるようになりました

今の会社に就職してから、慢性的な肩こりに悩まされていました。

運動不足やパソコン仕事のせいだと思ったので、仕事終わりにジムへ行ったり、朝、散歩をしたり、体を動かそうと意識していましたが、まったく改善せずにいました。友人のすすめでスロー空手ストレッチクラスの体験入学をしたら、肩がスッキリして、とっても気持ちよく、終わった後は背中がポカポカとして、肩が軽くなった気がしたので、続けてみようと思いました。

「肩が凝ったなあ」と感じたときに思い出してやってみると、一週間もせずに肩こりがほとんどなくなりました！　朝から肩や首がスッキリして体が温まって、本当に気持ちいいです。夜もよく眠れるようになった気がします。


M・Nさん（四〇代・男性・ウェブデザイナー）

二の腕も引き締まり、いいことづくしです

スロー空手ストレッチをはじめてから家や職場でも時間があればやっています。おかげで体幹がしっかりしてきました。片足上げて靴下が履けます（笑）。あとは、二の腕のたるみが引き締まってきた！

個人的なことだと、もともと便秘ではないけど、スロー空手ストレッチに行った次の日は、トイレが楽しみなくらいたくさん出ます（笑）。

肩こりがなくなったし、寝てるときに腰が痛かったんだけど、気づいたらそれもなくなってました。いいことづくしです！　肩の可動域が少しずつ広がっているのか、ゴルフのスイングがよくなった。以前は楽だった、だらけた姿勢が、最近は肩を真っ直ぐにしてたほうが楽になってきました。イエーイ！

T・Jさん（四〇代・女性・美容師）

全身運動になって冷え性まで改善！

このスロー空手ストレッチの素晴らしさは、知らず知らずのうちに全身運動になっているということです。私は重度の肩こりで冷え性もひどく、ひどいときは頭痛や耳鳴りまでします。しかし、このストレッチをするようになってからは、頭痛が起こるような肩こりはなくなりました。

脇腹や肩甲骨を無理なくしっかりと動かしていて、血流がよくなり、体温が上がるのをしっかりと感じられて、冷え性も改善。重ね履きしていた靴下やレッグウォーマーなしでも過ごせるようになりました。

また、手をゆっくり動かすことで、ぷよぷよの二の腕にもしっかり効いているのを感じられ、鍛えにくい二の腕がいつの間にかほっそり。

空手の動きをもとにした体操なので、護身術にもなりそうですし、「何かあっても負けない！」と強い気持ちを持つことができます。

スロー空手ストレッチのレッスンの後は、重かった頭が軽くなり、ゴリゴリだった肩こりもゆるんでいます。

体はポカポカ、頭も体もスッキリ。

仕事で、モヤモヤしたときでも、肩がゴリゴリに凝ってしまったときでも教室に行けばスッキリすることがわかっているので、「スロー空手ストレッチをやれば大丈夫！」と自分自身の心の支えにもなっています。

Ｈ・Ｙさん（三〇代・女性・会社経営）

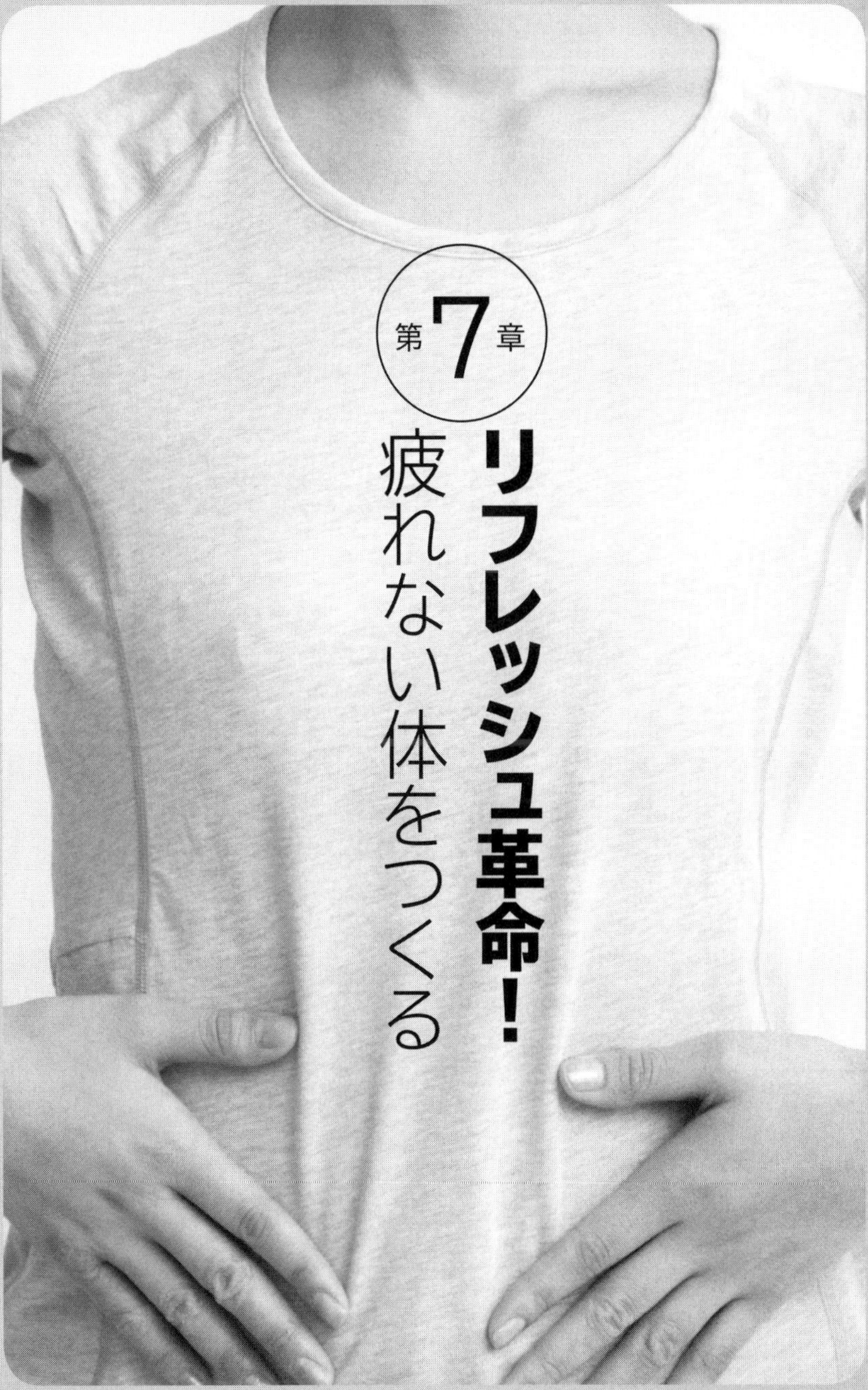

第7章

リフレッシュ革命！

疲れない体をつくる

疲れたら深呼吸をしてみませんか

仕事や家事をしている途中、ふと気がつくと胸が縮こまり、背中が丸まっていることはありませんか?

試しに一度、大きく深呼吸をしてみてください。

大きく息を吸うためには、背中を縮め、胸を広げなくてはいけません。また吐くときにおなかに力を入れる意識が生まれるので、息と一緒に肩の力も抜けていき、自然と姿勢が正され、肩が正しい位置に戻ります。

肩こりの人は、常に肩に力が入った状態ですから、深呼吸は、それを改善させる効果があるのです。

日本語には「息」に関係する慣用句がたくさんあります。

「息が上がる」「息が切れる」「息がつまる」「息を潜める」

これらはすべて、心と体の「疲れ」や「緊張」を表しています。

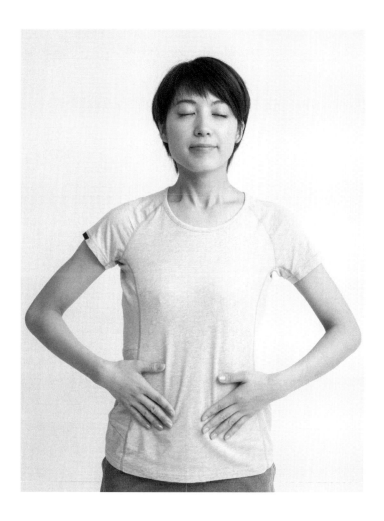

「息を入れる」「息を抜く」「息が通う」「息を吹き返す」

これらは「リラックス」や「エネルギー」を表しています。

私も、心がソワソワと落ち着かなかったり、少し体調が優れないときは「まず呼吸を整えよう」と深呼吸をします。

呼吸を正すことにより、心と体を正していく気持ちです。

もちろんよくいわれる腹式呼吸がいいことは間違いありません。しかし腹式呼吸というと、どこか難しい、面倒くさいイメージがあります。

ですから「とりあえず深呼吸」を心がけるようにしましょう。

朝起きたら深呼吸。

会社に到着したら深呼吸。

仕事の合間に深呼吸……。

ふだんの生活の、小さな区切りにひとつ、大きな深呼吸を取り入れましょう。

それだけで気持ちも大きく変わってくるはずです！

姿勢は首から上を考える

いつも前屈みでスマホを見ている。そんな姿勢が、肩こりをいっそうひどくさせていることは間違いないでしょう。

大事なのは、頭の位置です。頭の重さは体重の約八分の一といわれ、その重たい頭は本来、しっかりと背骨の真上にのっていなければなりません。

それなのにいつも手元の小さな画面をのぞきこんで前に傾くことにより、首、肩に恐ろしい負担をかけているのです、とそんな理屈は抜きにして、ちょっとこんなふうに考えてみてください。

スマホをのぞきこんでいる姿勢、もしそこにスマホがなかったら、その姿勢はどんな姿勢になりますか？

背中を丸め、両肩が前に落ち、首は垂れて顔も目も、下を向いている。

そんな姿勢に合う表現は、

「ガックリ」「ガッカリ」「クタクタ」

「疲れた……」「悲しい……」「痛い……」

といったところでしょうか。疲れ果てて落ち込んでいる、そんなマイナスな言葉しか浮かんでこないような姿勢を、長時間しているわけです。

体が「もうやめて！」と異常を訴えないはずがありません。

では想像してみてください。

目の前に大草原が広がり、気持ちのいい風が吹き、遠くの山々は蒼く、空は澄み渡りきれいな雲が流れている。そんなとき、どんな姿勢になりますか？

胸を張り、顔を上げ、背筋もピンッとのび、自然に深呼吸したくなる……。

そんな「気持ちいい！」ときの姿勢で常にいられたら、それだけでずいぶん、体に変化が訪れると思いませんか？

「頭は背骨の真上にのせておく」

最低限、そのことを意識して生活していきましょう。

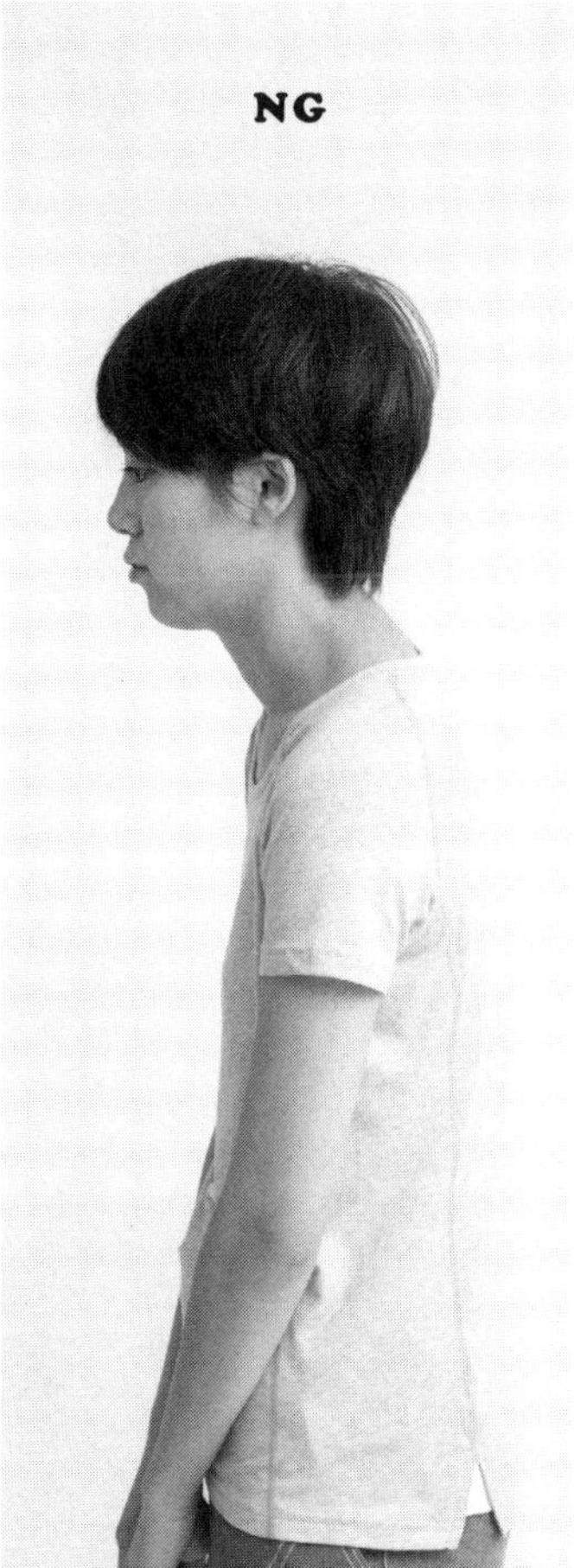
NG

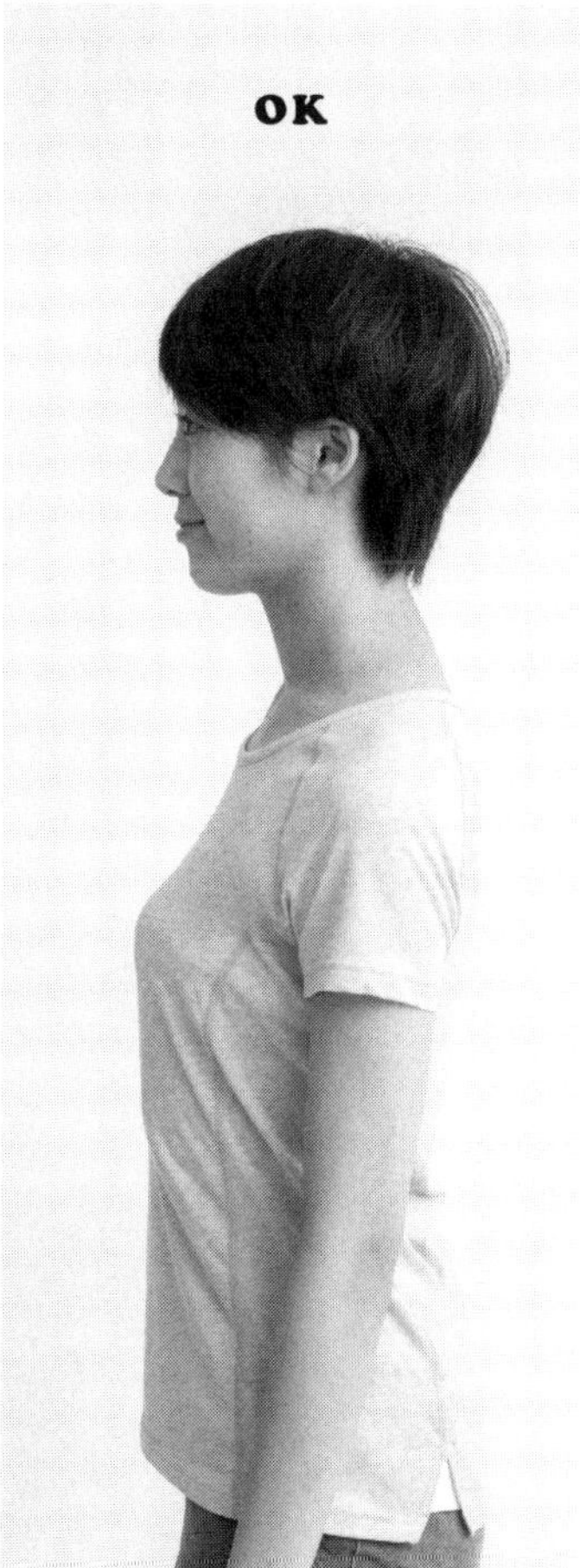
OK

あなた自身の体の声に耳を傾ける

あなたにとって、もっともつきあいの長い人は誰でしょう。生まれてからずっと、二四時間、三六五日。あなたとつきあってきた人、それはあなた自身の体です。

それなのに、意外と自分の体を知りません。

あなたはあなた自身を動かす、いわば社長であり、筋肉というたくさんの社員がいます。その数、およそ四〇〇人。社員は社長の指示を待っていますが、あなたは社員を平等に使いません。毎日、使いやすい同じメンバーとだけ同じ仕事を繰り返し、働く社員はいつも決まっています。ほかの筋肉たちは一〇年、あるいは何十年も仕事を与えられず、ほったらかしにされています。

よってあなた自身、そこに社員がいることも忘れ、何十年も指令のない筋肉たちも当然、働くことを忘れて長い眠りについているのです。

大変な仕事がやってきても、社長はいつものメンバーを働かせます。本来は、もっと手助けができる、活躍できる筋肉がいるのに、あなたは指示を出さない。筋肉も自分たちの出番があることを知らず眠ったままです。

まさに、今日までそのようにして日常生活を送ってきました。

スロー空手ストレッチを体験された方から、

「最近、体が楽になった」

「前と同じ生活なのに、体が疲れにくくなった」

「以前はすぐに疲れていた動作が、軽くできるようになった」

という感想をよくもらいます。

まさかストレッチで、体力や持久力がついた、強い筋肉ができた、というわけではありません。ただ、今まで生きてきた日常生活の中であまり使うことのなかった筋肉を、意識的にたくさん動かしたのです。

今まで眠っていたいろいろな筋肉が、自分も活躍できる、ということに気づき、目を覚ましたのです。

今まで一人で持っていた荷物を、三人で持てるようになった、というイメージでしょうか。

「体が疲れなくなった」と感じるのは、その証拠です。

あなたの体は本来、もっと元気で活動的、イキイキとエネルギーに溢れ、あなたが望むなら、どこにでも連れていってくれる優秀なパートナーなのです。


最後の写真は〝観空《かんくう》〟という空手の技のかたちです。

読んで字のごとく「空を観る」ことをみなさんにおすすめしたいと思います。

パソコンやスマホなどで、うつむいた「しょんぼり」姿勢でいることが多いみなさん、顔を上げて、キレイな空を観て、大きく深呼吸をしましょう！

もう少し自分の体の声に耳を傾け、脳と体をつなぎ、体と心をつなぎましょう。


きっと素敵な明日が待っています！

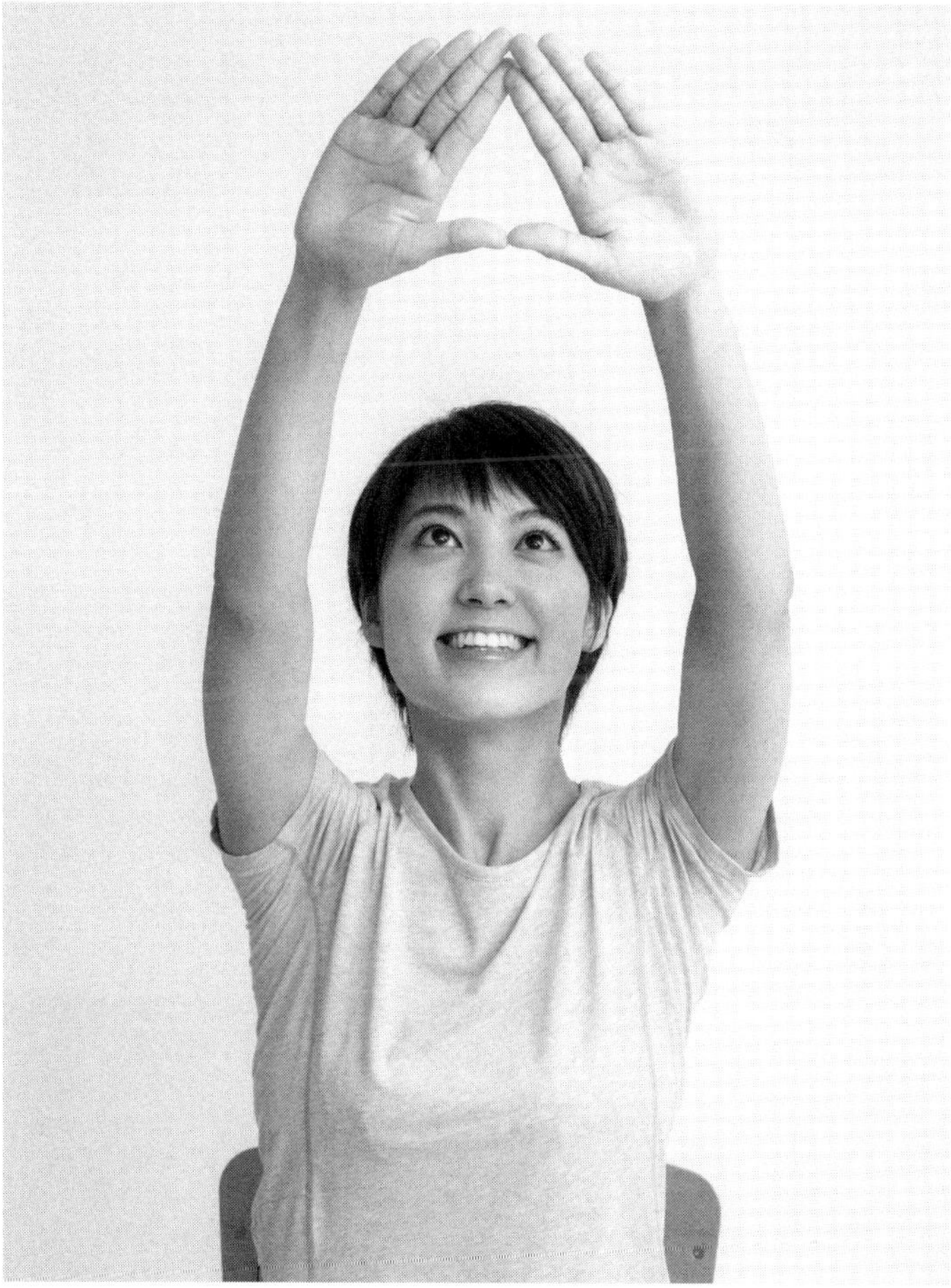

あとがき

みなさん、最後まで「肩こりすっきり スロー空手ストレッチ」を読んでいただき、ありがとうございました。いかがでしたか?

「スッキリした!」という方もいらっしゃるでしょうし、実際に「肩こりがなくなった!」と具体的な効果を実感された方もいらっしゃると思います。

肩こりがひどいと、体だけでなく心までうつうつとしてしまいますよね。

元気な心は、まず元気な体から。

毎日、元気で過ごすには体が資本です。

ぜひ、この「スロー空手ストレッチ」を習慣にしていただき、肩に重くのしかかった心と体の凝りを、スッキリと取り払ってください。そして心も体も軽く、元気になって、自分の好きなことにどんどんトライしてください。

そのきっかけとして本書が少しでもお役に立てれば、著者としてこれほどうれしいことはありません。

本書を執筆するにあたり、貴重なアドバイスをいただきました柔道整復師の岩本直己先生、鍼灸マッサージ師トレーナーの久保真一先生にお礼を申し上げます。またモデルになっていただいた、ショートカットがチャーミングな笠井海夏子さん、素敵なデザインにしていただいた長谷川理さんとカメラマンの牧田健太郎さん、ありがとうございました。

プレジデント社書籍編集部の岡本秀一さんには編集の労を取っていただき、適切なアドバイスをいただきました。書籍販売部の皆さんにはスロー空手ストレッチを実際にやっていただき、貴重なご意見をいただきました。また最後になりましたが、本書の企画プロデュースをしていただいた桑原渓一さんにも感謝申し上げます。

二〇一七年　六月吉日

髙橋優子

○著者紹介　髙橋優子（たかはし ゆうこ）

空手家・健康インストラクター。1980年群馬県生まれ。大正大学卒業。2002年、WKF世界空手道選手権大会中量級第3位。03、05年アジア空手道選手権大会中量級優勝。02～08年全日本ナショナルチームに選出され、日本代表として活躍。現在は“空優会”を主宰し、全国に10ヵ所の空手教室を運営。「空手」の指導から「スロー空手ストレッチ」まで“健康な心と体をつくる”をキーワードに日々、活動を続けている。

肩《かた》こりすっきり スロー空手《からて》ストレッチ

2017年8月 3 日　第1刷発行
2018年6月26日　第2刷発行

著　者　髙橋優子

発行者　長坂嘉昭
発行所　株式会社プレジデント社
〒102-8641　東京都千代田区平河町2-16-1
http://www.president.co.jp/
電話　編集 (03) 3237-3732
販売 (03) 3237-3731

プロデュース・構成　桑原渓一
ブックデザイン　長谷川 理
撮影　牧田健太郎
モデル　笠井海夏子
ヘアメイク　木村智華子（シックスセンス）
編集　岡本秀一
制作　関 結香
販売　桂木栄一　髙橋 徹　川井田美景　森田 巌
遠藤真知子　末吉秀樹

印刷・製本　凸版印刷株式会社

　ISBN 978-4-8334-2239-0